© Hexe Maria
Alle Rechte vorbehalten.
Alle Texte und Fotos: Hexe Maria
Umschlaggestaltung: Hexe Maria
Herausgeber: Hexe Maria
Alle Rechte an Texten und Bildern: Hexe Maria
Es ist nicht gestattet, Texte, Fotos, oder Abbildungen
dieses Buches zu kopieren, zu vervielfältigen, auch
nicht auszugsweise, zu scannen, in PCs oder auf
CDs zu speichern oder in PCs/Computern zu
verändern oder einzeln oder zusammen, mit anderen
Text oder Bildvorlagen zu manipulieren, es sei denn
mit ausdrücklicher schriftlicher Genehmigung von
Hexe Maria

Kennen Sie schon Teil 3 und meine anderen Bücher und Ebooks, wie mein komplettes Buch mit ALLEN Rezepten? Alle 6 Teile in einem Buch zum Sonderpreis!
Für Kräuterhexen, Selbstversorger, Selbermacher, Allergiker, Sparfüchse und Gesundheitsbewusste!

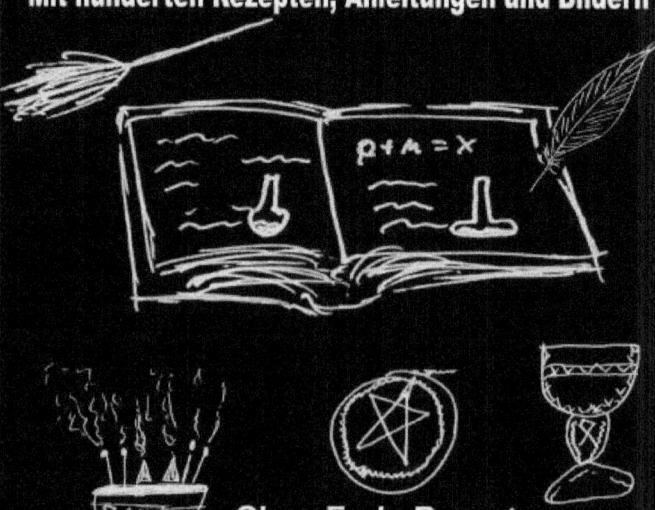

Inhalt:

Ingwer-Bärlauch Tinktur
Kirschkern-Knoblauch Tinktur
Knoblauch-Zitronen-Honig Tinktur
Ringelblumen-Löwenzahn Tinktur
Wasserdost-Holunder-Honig-Tinktur
Weißdornbeeren-Ginseng-Tinktur
Ginseng Tinktur

Kapitel 3: Was jeder tun kann
Viele Ratschläge und Tipps und kurze Anleitungen
und Anregungen für den Haushalt, Küche,
Ernährung uvm. und zur Herstellung von
Hafermilch, Mandelmilch usw.

Kapitel 4: Öle
Johanniskrautöl Nr.1
Johanniskrautöl Nr.2
Johanniskrautöl Nr..3
Engelwurz (Angelika) Öl
Lavendelöl
Acker-Stiefmütterchenöl
Lilien-Kampferöl
Cayenne-Pfeffer-Lilienöl
Arnika-Nelkenöl
Taubnessel-Melissenöl
Arnika – Teebaumöl
Einfaches Massageöl
Rheumaöl
Entspannungsöl
Rückenschmerzenöl

—

Kamillenöl
Quendelöl
Hauswurzöl
Schuppenflechtöl
Entspannungsbadeöl
Erkältungsbadeöl

Kapitel 4: Öle für die Küche
Orangen-Chiliöl
Basilikum-Thymian-Öl
Bärlauch-Chiliöl
Ananassalbei/Rosenblütenöl
Feiner Salatessig
Märzveilchen-Zitronengrasöl
Sternanis-Zimtöl
Rosmarin/Orangenöl
Kräftiges Salatöl
Kokos-Bananen

Kapitel 1:
Salben und Cremes
selbermachen

Lieber Leserinnen,

lassen Sie uns gleich mit der Salben- und Cremeherstellung beginnen.

Damit alles wunderbar klappt, beachten Sie bitte, dass es pure Absicht ist, wenn in einem Rezept erwärmen oder erhitzen steht.

Erwärmen bedeutet, dass Sie noch den Finger reinstecken könnten, ohne sich zu verbrennen.

Erhitzen bedeutet - heiß, kochen!

Und in den Rezepten steht meist einfach nur Fett.

Das bedeutet, Sie können ein Fett Ihrer Wahl nehmen, wie z.B. Melkfett, Pflanzenfett oder natürlich auch einfach nur Öl.

Damit Sie nicht blind in ein Rezept reinstolpern, hier auch gleich noch was Sie benötigen:

Sie brauchen grundsätzlich:

+ 1 bis 2 Aluschälchen
oder eine ausgespülte Konservendose
+ Einen alten, kleinen Topf (Wasser kochen)
+ Fett Ihrer Wahl
+ Ätherische Öle und / oder Pflanzen/Kräuter
+ Ein Leinentuch, eine nicht zu fein gewebtes Tuch.
+ Döschen, Tiegel, worin Sie die Salben und Cremes füllen und aufbewahren wollen.

Auf den nächsten Seiten wird nochmal genau ins Detail gegangen.

Salben und Cremes selbermachen

Trotz, dass ich davon ausgehe, dass wohl die
Wenigsten dieses Buch gekauft haben, bevor sie Teil
1 und 2 gekauft und gelesen haben, möchte ich hier
kurz die Herstellungsweise von Salben und Cremes
erläutern. Ich möchte ungern, dass jemand erwartete
es hier zu erlernen und dann enttäuscht ist.
Außerdem hat es noch den Vorteil, dass je öfter man
etwas liest, es sich tiefer im Unterbewusstsein
verankert und in der Praxis geht es dann ganz von
selbst.

Das Basiswissen!

Die Herstellung von Salben und Cremes ist nicht schwer, aber Sie sollten trotzdem etwas Basiswissen besitzen, damit Sie auch wissen was Sie da tun!
Ich bin mir sicher, wenn Sie Salben und Cremes einmal selber gemacht haben, Sie bestimmt kaum oder nie mehr die teuren Artikel aus der Apotheke oder Drogerie kaufen werden.
Denn Sie können selbst entscheiden, wie viel und welche Produkte verwendet werden. Vor allem wie hochwertig diese sein sollen! Das Firmen lieber Geld in die Werbung stecken, statt in die Inhalte, ist ja leider traurige Tatsache! Aber ein Grund mehr, alles selbst zu machen.
Übrigens können Sie Ihren Salben auch Vitamine zugeben, wie Vitamin E!

Es können auch unsere selbst gemachten Öle und Tinkturen zum Einsatz kommen.
Eines sollte man sich auf jeden Fall merken:
Die Salben und Cremes sind nur so gut, wie ihre Inhaltsstoffe.
Verwenden Sie also nur hochwertige Rohstoffe wie:
Jojoba-Öl, Avocado-Öl, Mandel-Öl etc.

Machen Sie Ihre Salben und Cremes stets frisch, dann brauchen Sie sich über Haltbarkeiten von hochwertigen Ölen keine Sorgen zu machen und auch keine Vitamin E Kapseln oder sonstige Mittel zu kaufen, die den Prozess des Ranzigwerdens der Öle und Fette verzögert. Denn diese Mittel sind erstens, wieder künstlich hergestellt, zweitens, kein Mensch weiß, wo und wie und unter welchen Bedingungen und drittens, kaufen Sie wieder unnötige Verpackungen und viertens kostet es Geld.

Stecken Sie das Geld lieber in hochwertige Zutaten. Wie Sie wohl schon gemerkt haben, spielen die Fette eine wichtige Rolle.

Eine Emulsion ist, wenn Fett und Wasser vereint sind, ohne dass sie sich trennen. Eine Creme, ist daher eine Emulsion aus Öl und Wasser. Sie wird schneller von der Haut aufgenommen als Salbe. Dafür verbleibt eine Salbe länger auf der Haut und bildet eine Art Schutzfilm.

Folgende Dinge benötigen Sie für die Herstellung:

1. Für die Zubereitung brauchen Sie Öl, in welchem Sie vorher die Wirkstoffe der von Ihnen gewählten Pflanzen konservieren.

2. Für Salben von sehr guter Qualität, brauchen Sie reines Bienenwachs. Nicht bei allen, aber bei denen, die Sie wie ein Profi herstellen wollen. Für Ihre ersten Versuche, können Sie es auch weglassen. Oder probieren Sie erst mal Rezepte, wo sowieso kein Bienenwachs reinkommt. Sobald Sie die Kunst des Salbenkochens beherrschen, können Sie sich an die Salben bester Qualität rantrauen.

3.Ihre Zutaten, wie Tinktur, Öle, Kräuter oder Auszüge...

4. Ein verschließbares Döschen, für die fertige Salbe.

Grundzubereitung
für Salben und Cremes
in Profiqualität!

Merke: Die Gefäße müssen wirklich sauber und trocken sein, damit keine Bakterien die Salben kaputt machen. Am besten leicht auskochen und lufttrocknen lassen.

Salben halten meist ein Jahr, aber das kommt auch immer darauf an welche Inhaltsstoffe es enthält.

Einen Ölauszug herstellen!
Kaltes Verfahren!

Es gibt ein kaltes Extraktionsverfahren und ein heißes.

Mit dem kalten Verfahren wird die Extraktion aus weichen Kräutern und Blüten hergestellt. Füllen Sie ein Glas randvoll mit den gesäuberten Blüten bzw. Kräutern. Gießen Sie das Ganze mit Öl auf, zum Beispiel Olivenöl, Mandelöl....

Verschließen Sie das Glas fest. Lassen Sie das Glas ca. einen Monat im Sonnenlicht (auf der Fensterbank) stehen. Das Glas sollte täglich geschüttelt werden. Danach wird der Inhalt durch ein Tuch abgeseiht. Das Öl sollte möglichst in dunklen Flaschen oder Gläsern kühl aufbewahrt werden.

Vom *Antiranz* werden nur wenige Tropfen dem Öl hinzugefügt, das verhindert ein Ranzigwerden. Besonders Mandelöl und Weizenkeimöl werden nach Anbruch der Flaschen innerhalb von wenigen Wochen ranzig und ranziges Öl ist unbrauchbar! Wer einen solchen Zusatz nicht verwenden will, der sollte eine entsprechende Menge an ätherischem Öl hinzugeben, denn dies verzögert ebenfalls den Zersetzungsvorgang.

Heißes Verfahren
Mit dem heißen Extraktionsverfahren, wird Öl aus getrockneten Kräutern oder Wurzeln oder sehr feuchten Kräutern (z.B. Zitronenmelisse) hergestellt. Dieses Verfahren geht wesentlich schneller. Es kann auch für sämtliche andere Kräuter angewendet werden, jedoch ist der Kaltauszug wesentlich besser konzentriert.
Nehmen Sie am besten Keimöl, etwa 600 ml.
Dazu gib ca. 250g getrocknete Kräuter, oder soviel frische Kräuter, dass sie noch gerade vom Öl bedeckt werden.
Das ganze sollte in einer Glasschüssel im Wasserbad ca. 3 Stunden auf kleiner Flamme sieden.
Nachdem das Öl etwas abgekühlt ist, wird das ganze durch ein Tuch gefiltert.
Wie das kalt extrahierte Öl: kühl und dunkel aufbewahren.

Salben und Creme Rezepte

Arnika-Ringelblumensalbe - beste Qualität

125 ml Olivenöl
125 ml Avocadoöl
100 g Sheabutter oder Kakaobutter
2 Hände voll frischer Ringelblumenblüten, klein gehackt
1 handvoll Arnikablüten

Nehmen Sie eine Aluschüssel oder ausgespülte Konservendose und erhitzen alles - außer den Ringelblumen - in einem Wasserbad, bis alles flüssig ist. Geben Sie dann die Ringelblumen dazu und köcheln es kurz! Die Ringelblumen sollen nicht frittiert werden, sondern bloß erhitzt werden, dass die wertvollen Stoffe herauskommen. Nach dem Aufschäumen ist es fertig. Einen Tag stehen lassen und dann nochmal kurz im Wasserbad erhitzen und durch ein Tuch filtern und in Dosen abfüllen.

Johanniskraut-Lavendelsalbe

Diese Salbe ist hervorragend für die Gesichtspflege und allgemein kranke Haut

Sie lässt sich hervorragend auftragen und zieht wunderbar in die Haut ein.

60 ml Johanniskrautöl
25 ml Lavendelöl oder mehr, je nach Belieben
6 g Bienenwachs

Nehmen Sie eine Aluschüssel oder ausgespülte Konservendose und erwärmen alles kurz in einem Wasserbad.

Wenn alles geschmolzen ist, abkühlen lassen und bevor es streichfest wird, in Döschen füllen.

Beinwell-Spitzwegerichsalbe

Anzuwenden bei Hautschäden; Gelenkschmerzen, Knochenbrüchen, Schwellungen, Verstauchungen, Knochenbrüchen und –entzündungen, Geschwüren

10 Spitzwegerichblätter
5 frische, saubere Beinwellwurzeln (*Symphytum officinale*)
kleinschneiden
in 250g Fett

Nehmen Sie eine Aluschüssel oder ausgespülte Konservendose und erhitzen alles in einem Wasserbad und köcheln es kurz!
Die Pflanzen sollen nicht frittiert werden, sondern bloß erhitzt werden, dass die wertvollen Stoffe herauskommen.

Einen Tag stehen lassen und dann nochmal kurz im Wasserbad erhitzen und durch ein Tuch filtern und in Dosen abfüllen.

Schafgarben-Arnikasalbe

75 g Butter oder Melkfett erhitzen,
15 g zerkleinerte, frische Schafgarbenblüten, sowie 10 g Arnikablüten hinzugeben.

Nehmen Sie eine Aluschüssel oder ausgespülte Konservendose und erhitzen alles- in einem Wasserbad und köcheln es kurz!

Die Pflanzen sollen nicht frittiert werden, sondern bloß erhitzt werden, dass die wertvollen Stoffe herauskommen.

Einen Tag stehen lassen und dann nochmal kurz im Wasserbad erhitzen und durch ein Tuch filtern und in Dosen abfüllen.

Erkältungsbalsam
Erleichtert das Durchatmen bei Atemwegs-Erkrankungen und mildert die Beschwerden

Einfach, schnell und preiswert lässt sich ein Erkältungsbalsam herstellen, welches für Kinder genauso geeignet ist, wie für Erwachsene. Es wird auf Brust und Rücken eingerieben.

Nehmen Sie:

40 ml Öl Ihrer Wahl
8 g Sheabutter oder Kakaobutter
8 g Bienenwachs
Mehrere Tropfen ätherisches Eukalyptusöl, äth.
Fichtennadelöl, äth. Salbeiöl

Nehmen Sie eine Aluschüssel oder ausgespülte
Konservendose und <u>erwärmen</u> alles in einem
Wasserbad! Etwas abkühlen lassen, bis das Öl
handwarm ist, dann geben Sie Ihre ätherischen Öle
nach Wunsch hinzu und abfüllen!

Lärchen-Kamillensalbe

250 g Fett werden erhitzt,
dann 10 g frischer Lärchenbaumspitzen
und zwei handvoll frischer Kamillenblüten dazu
gegeben,
alles erhitzt, bzw. leicht angebraten.
Abkühlen lassen und ruhig einen Tag ziehen lassen.
Dann wieder erwärmen, bis alles wieder flüssig ist,
durch ein Tuch pressen,
im Kühlschrank aufbewahren.
Lärchen-Kamillensalbe ist sehr gut gegen *raue, kranke,
spröde und rissige Haut eignet. Auch zur schnelleren
Wundheilung.*

Orangen-Teebaumsalbe
Gegen Hauterkrankungen aller Art

50 ml Melkfett, ein wenig Jojoba-Öl, 20 Tropfen
Teebaumöl und ein paar Tropfen äth. Orangenöl.
Alle Zutaten werden gut miteinander vermischt, in
ein Glas gefüllt und kühl aufbewahrt.
Teebaum-Produkte helfen gegen so viele
Erkrankungen, dass ich Ihnen nahe legen möchte,
sich ein Buch darüber aus der Bücherei auszuleihen,
denn hier die Anwendungsmöglichkeiten
aufzuzählen, würde zig Seiten in Anspruch nehmen.
Hier nur wenige Seiten darüber zu berichten, damit
würde ich dem tollen Teebaumöl nicht gerecht
werden können und das hat es echt nicht verdient.

Mistel - Ringelblumensalbe
*Zur Behandlung leichter Erfrierungen an Händen und
Füßen und zur Heilung von kleinen Schürfwunden und
rauen, rissigen Händen durch Kälte und Austrocknung*

Für die Herstellung einer Mistel - Ringelblumensalbe
benötigt man, je nach Umfang des
Anwendungsgebietes, 1 handvoll frischer, weißer
Beeren der Mistelpflanze und 1 handvoll
Arnikablüten, die zerstoßen und mit zimmerwarmer
Butter verrührt werden.
Durch die Butter ist diese Salbe natürlich nicht allzu
lange haltbar

Arnika-Wacholdersalbe

100 ml Kaltgepresstes Olivenöl oder Sesamöl
1 kleine handvoll Arnikablüten
   3 Essl. grob gepresste Wacholderbeeren
10 g Bienenwachs
   2 Tr. Ätherisches Orangenöl
   1 Vitamin E Kapsel (z.B. aus dem Handel)

Die Arnikablüten, sowie die Beeren in das kalte Öl
geben und einige Zeit stehen lassen. Dann aufkochen
lassen und ca. 1 Stunde am köcheln halten.
Anschließend in ein Gefäß abseihen und mit dem
Bienenwachs vermischen.
Das vitaminhaltige Öl der Kapsel in die abgekühlte,
aber noch flüssige Salbe hinzugeben (einfach mit
einer Nadel aufstechen, zwischen die Finger nehmen
und pressen). Das Orangenöl hinzugeben und alles
sehr sorgfältig miteinander verrühren.
Die Salbe kann 2 Mal täglich auf die betroffenen
Stellen dünn aufgetragen werden.

Arnika-Pappelknospensalbe

*Hilft bei Gliederschmerzen, Rücken- und
Muskelschmerzen, rheumatischen Beschwerden,
Gichterkrankungen, Hämorrhoiden oder bei
Verbrennungen*

1 kleine handvoll Arnikablüten
100 g Pappelknospen
250 g Olivenöl
4 g Bienenwachs

Pappelknospen zerstoßen und mit Olivenöl
in ein weithalsiges Glas geben.
Die Pappelknospen müssen mit dem Öl völlig
bedeckt sein.
An einem sonnigen, warmen Platz bei
gelegentlichem Schütteln, etwa 2 Wochen lange
stehen lassen.
Danach erwärmen, ohne zu kochen und filtern.

Dann kommen noch 4 g Bienenwachs,
und langsam schmelzen und danach die fertige Salbe
in kleine Salbentöpfchen füllen und im Kühlschrank
aufbewahren.

Arnika-Pappelknospensalbe 2

1 Handvoll Pappelknospen werden frisch zerstoßen und
mit der doppelten Menge Fett vermischt.
Diese Mischung wird bei geringer Hitze geköchelt,
bis die Flüssigkeit verdunstet ist.
Die noch flüssige Salbe wird durch ein sauberes Tuch
gepresst.

Ringelblumen-Teebaumölsalbe
(Kalte Bereitung)
4 - 6 g frisch ausgepressten Ringelblumensaft mit 30
g frischer, ungesalzener Butter vermischen und
mehrere Tropfen Teebaumöl hinzugeben.

Teebaumöl-Lärchensalbe
*Bei Hautstörungen, Abszessen, Geschwüren, trockener
und rissiger Haut, bei Hautausschlägen und Flechten, bei
Ekzemen*

10 g frische Lärchenbaumspitzen, fein zerkleinert in
100 g leicht angewärmtes Fett kurz erhitzen.
Anschließend mehrere Tropfen Teebaumöl
hinzugeben.

Einen Tag lang an einem warmen Ort stehen lassen und dann nochmals kurz erhitzen. Anschließend durch ein Tuch drücken und in saubere Döschen abfüllen.

Aloe-Holunder-Bärlauchsalbe
Bei allen Hautproblemen, Geschwüren und Abszessen
14 große Bärlauchblätter
2 handvoll zerkleinerte Holunderblätter
Aloesaft

Die Zutaten werden in einem Mörser zerstoßen und damit eine streichfähige Paste entsteht, - dementsprechend Aloe-Saft dazugeben.
Diese Paste auf die geschundene Haut, Abszesse oder Geschwüre auftragen, mit Klarsichtfolie oder Verbandszeug die Gliedmaßen fest einwickeln und eine Nacht einwirken lassen. Täglich erneuern, bis die Haut wieder gesund ist.

Lavendel-Calendulasalbe
Hilft bei Verletzungen, Hautproblemen, Schürfwunden, Verbrennungen, trockener Haut und Winterekzemen

300 ml Olivenöl
7 g Bienenwachs
7 g Sheabutter oder Kakaobutter
3 Hände voll Ringelblumenblüten, klein gehackt

5 Stangen Lavendel bzw. 1 kleine handvoll Blüten.

Nehmen Sie eine Aluschüssel oder ausgespülte Konservendose und erhitzen alles in einem Wasserbad und köcheln es kurz! Es soll nichts frittiert werden, sondern bloß erhitzt werden, dass die wertvollen Stoffe herauskommen. Nach dem Aufschäumen ist es fertig. Einen Tag stehen lassen und dann nochmal kurz im Wasserbad erhitzen und durch ein Tuch filtern und in Dosen abfüllen.

Liebe Leserin,

Mich erreichten seit erscheinen von Hexenrezeptbuch Teil 1 und Teil 2 so viele Leserbriefe und E-Mails in denen ich immer wieder gefragt wurde, wann und ob denn ein neues Hexenrezeptbuch mit Rezepten zur Herstellung von Salben, Ölen und Tinkturen kommen würde. Nun, inzwischen gibt es sogar schon Teil 6.

Ich bin wirklich stolz, Sie als meine Leserin gewonnen zu haben und Sie immer wieder Vertrauen in mich setzen.

Hier also der 3.Teil, das Basiswissen einer jeden Hexe und gesundheitsbewussten Menschen. Für Sparfüchse, Selbstversorgerinnen und Selbermacherinnen, Allergikerinnen und Gesundheitsbewusste.

Hexenrezeptbuch Teil 2 hatte einen anderen Themenschwerpunkt und sollten Sie sich in jedem Fall noch zulegen, falls Sie es nicht eh schon getan haben.

Ich hatte mir wirklich Mühe gegeben, Sie wieder ein mal mit wundervollen, vielleicht auch außergewöhnlichen Rezepten zu überraschen.

Nach dem riesigen Erfolg mit meinen Büchern habe ich für mich die Meßlatte natürlich entsprechend hoch angelegt.

Es gilt natürlich wie immer, dass Vorbeugen besser ist, als Heilen.

Wir Hexen sind immer daran interessiert, das Ganze zu sehen. Die Dinge liegen ja oft auf der Hand: Kinder, ja selbst Kleinkinder und Babys leiden schon unter Allergien. Selbst Erwachsene, die eigentlich ein entsprechend starkes Immunsystem haben müssten, suchen seit Jahren auch schon Allergien heim. Warum ist das so?

Mit absoluter Sicherheit ist die Ernährung ein Faktor. Mögen auch unsere schlauen Experten und Wissenschaftler mit immer neuen Erkenntnissen daher kommen; ich brauche nur Eins und Eins zusammenzählen. Unsere Lebensmittel werden mit Gift besprüht, welches in Boden und in die Pflanze geht, nach dem Kauf bringt das Abwaschen nicht viel, das Schälen auch nicht. Denn die Pflanze hat ja das Giftwasser in sich aufgenommen.

Und auch wir Bio-Kunden bleiben davon nicht verschont. Während man bei deutschem Gemüse noch weiß, welches Gift verwendet wird (auch wenn es weniger als bei herkömmlichem Gemüse ist) - wissen wir es bei "Bio" aus dem Ausland nicht.

Wir nehmen diese Gifte auf und scheiden zum Teil oder Teile dieser wieder aus. Diese gehen - wie bereits auf dem Acker und Gewächshaus ins Grundwasser und jedem, der auch nur halb soviel IQ wie ein Starkbier hat, müsste klar sein, dass sich die Gifte sammeln und sammeln.

Die Fabriken, die diese Gifte hergestellt haben, lassen Fabrikschornsteine rauchen und lassen ihren Giftrauch in die Luft ab.

Das Gift fällt dann wieder mit dem Regen auf unser Gemüse, welches wir kaufen, herab (auch aufs Bio-Gemüse :-) und so entsteht ein Kreislauf des Giftes, bzw. ganze Giftcocktails!

Das ist jetzt nur mal ein kleiner Aspekt in Punkto Lebensmittel. Beim Thema Kleidung kommen auch wieder Gifte vor.

Mal ehrlich, uns in der westlichen Welt interessiert es doch einen Dreck wer unsere Kleidung hergestellt hat. Ob es eine 13 Jährige war, die 16 Stunden am Tag arbeitet und ihr Lohn gerade mal dafür reicht um die Unterkunftskosten zu bezahlen.

Uns schert es doch einen Dreck. Seien wir doch ehrlich. Uns interessiert doch nur billig, billig, billig. Ich kenne die Sprüche: "Ja, für Qualität würde ich schon mehr bezahlen ...!" Nein, mit Verlaub, würden Sie nicht! Wenn eine Hose 9,99 Euro kostet, zahlen Sie nicht freiwillig 14,99 Euro! Keiner gibt 5 Euro mehr aus, wenn es nicht unbedingt sein muss. Da guckt man lieber noch mal rum, ob es die Hose nicht sogar für nur 8,99 irgendwo gibt! Wer oder was darunter leiden muss, ist uns doch auf dem ersten Blick egal. Wenn dann wieder im TV die kleinen schwarzen Kinder mit großen weißen Kulleraugen gezeigt werden, wird dann, zur Erleichterung des Gewissens, etwas gespendet! Dabei müsste man doch längst wissen, dass das Geld, welches gespendet wird, meist in der reichen, westlichen Verwaltung stecken bleibt oder als Schmiergelder in fernen Ländern und / oder kriminelle Guerillas den Geldsegen zum Kauf von Waffen weiterverwenden.

Sind wir alle so blöd oder tun wir nur so?

Was ist mit uns Verbrauchern los? Sind wir zur Denkfaulheit und Handlungsunfähigkeit erzogen worden? (Ja!) Können uns die Bonzen wirklich so leicht an der Nase herumführen? (Ja, leider!)

Es ist doch nun wirklich nicht mehr zu leugnen, dass der Konsumterror uns alle kaputt macht! Und noch viel schlimmer, dass wir uns selbst kaputt machen.

+ Wir vergiften den Boden, von dem wir unser Gemüse beziehen,

+ Wir verpesten die Luft, die wir atmen.

+ Wir vergiften das Wasser welches wir trinken.

Spätestens wenn man vor den mit Spiegeln und Licht inszenierten Gemüsekarren im Supermarkt steht, müsste uns Verbrauchern doch klar werden, dass hier etwas nicht ganz richtig sein kann.

Die Kartoffeln aus Ägypten, die Möhren aus Bulgarien, der Weißkohl aus China und die Rote Beete aus Australien.

Warum um alles in der Welt müssen wir den Weißkohl aus China importieren, im Frühling Weintrauben aus Alaska und überhaupt das ganze Jahr über Mangos, Bananen und Ananas verfügbar haben?

Wäre es da nicht viel klüger, die kleinen, regionalen Bauern in Brot und Arbeit zu bringen, noch dazu, wo bei diesen das Obst und Gemüse, frischer, gesünder und manchmal auch preiswerter ist, als bei den chemiegetränkten Kollegen im Supermarkt!?

Doch auch wenn man auf Öko umsteigt, ist damit noch längst nicht alles besser, wie ich bereits eben angedeutet habe! Im Supermarkt sind Bio, bzw. mit Bio-Siegeln versehene Waren teurer. Und das nicht ohne Grund...

...denn die Lebensmittelindustrie hat den Trend Richtung OKÖ längst erkannt und sogar eigene Biosiegel in Umlauf gebracht, um den Verbraucher – wie eh und je- an der Nase herum zu führen und für seine Produkte höhere Preise nehmen zu können. Denn nicht immer, wo BIO drauf steht, ist auch BIO drin. Denn auch der konventionelle Bioanbau hat seine Regeln und Klauseln, die noch immer Gülle und Mist im Überfluss erlauben und dulden.

Viel besser wäre es, von vornherein Obst und Gemüse ohne Gift, Gülle und Mist anzubauen. Müssten da von der Logik her nicht die Preise sinken, da ja kein Geld mehr für die Spritzmittel, Gift und Gülle bezahlt werden bräuchte?

Wer, wenn nicht wir Verbraucher, könnte den ganz normalen Wahnsinn im Supermarkt stoppen, durch klaren Nichtkauf/Verzicht und bewussten Einkauf bei Bauern die friedfertigen Anbau ohne Gift und Gülle betreiben.

Ein anderes Thema, welches ich auch schon in meinem Magazin angesprochen hatte, ist der Strom. Wenn der Strom fließt, der Bürger entmündigt wird und die Konzerne inkl. Staat sich die Hände reiben... Wie wir Verbraucher und Menschen hinters Licht geführt werden, ist wirklich sagenhaft!

Es gibt kaum Alltagsgegenstände, die ohne ihn auskommen. Das geheimnisvolle, unsichtbare, kaum begreifbare Phantom...

Dem Strom, der Elektrizität, dem scheinbaren Geist unserer elektronisch betriebenen Geräte und Gerätchen.

Unsere Fernseher, PCs, Kameras, Kühlschränke, Rasierer, Wecker, Handyakkus usw. werden immer ausgefeilter. Oft mit unsinnig vielen und meist idiotischen Funktionen ausgestattet die keiner braucht, werden also immer *moderner*.

Doch trotz dass sie sooo modern sind und immer weiter entwickelt werden, brauchen sie, seltsamer Weise immer noch... Strom!

Die Frage ist: warum eigentlich?

Wozu brauchen wir gefährliche Atomkraftwerke, wenn wir auf unseren Dächern doch jede Menge Platz für Solarzellen haben?

Wo brauchen wir überhaupt noch die teuren Stromanbieter?

Warum werden WIRKLICHE ALTERNATIVEN einfach nicht ausgebaut und gefördert?

(Die Antwort weiss ich, aber denken Sie selber mal darüber nach!)

Warum werden Alltagsgeräte immer noch so gebaut, dass sie ausschließlich mit Strom aus der Steckdose funktionieren?

Warum fahren unsere Autos immer noch mit Benzin, obwohl es längst bessere, günstigere Alternativen gibt? (Na warum wohl? Aus dem gleichen Grund warum es noch Kriege gibt!)

Warum werden diese Alternativen von Medien und Gesetzgeber totgeschwiegen? In einigen Ländern fahren Autos übrigens mit Alkohol gewonnen (u.a.) aus Zuckerrohr. Ob das jetzt besser oder schlechter ist, lasse ich jetzt mal beiseite, da es Ansichtssache ist. Was muss noch alles in diesem Land passieren, damit wir Bürger endlich aufwachen und etwas tun. Ein paar Beispiele gefällig, wo wir Bürger einfach übergangen wurden? Bitte sehr:

Hat man UNS gefragt, uns wählen lassen (z.b. per Volksentscheid), ob wir den EURO wollen? (NEIN!)

Hat man uns gefragt ob wir belauscht, beobachtet und gläsern gemacht werden wollen? (NEIN!)

Hat man uns gefragt, ob wir die gefährlichen und schädlichen Handyantennen auf unseren Dächern haben wollen? (NEIN!)

Ich frage mich beinahe täglich, warum wir Bundesbürger so träge sind, so faul, so dumm, so ignorant sind!

Täglich prasseln neue (meist zensierte) Schreckensmeldungen, mal mehr oder weniger versteckt oder verharmlost auf uns nieder.

Wir werden von scheinbar wichtigen Meldungen regelrecht vollgeschifft, so dass wir kaum noch in der Lage sind, die wirklich wichtigen Meldungen wahrzunehmen, geschweige darüber nachzudenken und zu handeln, Alternativen zu suchen und zu finden.

Wir Bürger haben nur noch wenig Freiräume, wenig bis gar nichts mehr zu sagen, sind fast schon entmündigt und wehrlos.

Vom Fernsehgucken wird die Welt nicht besser!
Das was wir heute noch tun dürfen, dürfen wir
vielleicht schon bald nicht mehr, weil irgendwo
wieder mal was passiert (von der Regierung
beauftragt, inszeniert, instrumentalisiert?!) und die
Gesetze fortan geändert werden!
Da sage ich nur: Liebe Verbraucher, fangt an zu
denken und handeln.

Was wir und Sie tun können:

Ich glaube ich habe Ihnen, als meine Leserin, die mir sehr am Herzen liegt, jetzt genug Stoff zum Nachdenken und Überdenken der eigenen Situation und Position gegeben.

Weil es aber so leicht ist zu sagen: "Ja, genau, man müsste wirklich mal was machen und ändern!", gebe ich Ihnen gleich noch jede Ratschläge an die Hand:

1. Lassen Sie den Fernseher aus! Auch wenn die Einschaltquoten ohnehin gelogen sind.

2. Schauen Sie keine Nachrichten mehr! Wofür? Sie können ohnehin nicht helfen. Oder werden in den Nachrichten neuerdings Adressen für Beileidsbekundungen und Unterstützung eingeblendet? Nein! Also - weg damit!

3. Kaufen Sie keine Zeitungen und Magazine! Sie unterstützen damit genau die Falschen! Die gehören alle zusammen und sorgen bloß für Propaganda und Verdummung! Das brauchen wir Hexen nicht! Besuchen Sie lieber anständige Blogs und spenden Sie dort ein paar Cent oder Euro, wenn Ihnen die Beiträge gefallen. Kaufen Sie lieber Bücher von kleinen Autoren.

4. Wo Sie nun mehr Zeit haben, da Sie keine Zeitungen mehr lesen und weniger Fernsehen, besuchen Sie Demos und Gruppen, die Ihnen entsprechen.

5. Ziehen Sie Kräuter auf der Fensterbank und Sprossen und erweitern Sie Stück für Stück. Selbst wenn Sie nur 1 mal im Jahr aus einem Eimer eigene Kartoffeln ernten, ist das schon wieder ein Schritt nach vorne.

6. Knüpfen Sie Kontakte zu Leuten, die auch alles und vieles selber machen.

7. Kaufen und tauschen Sie Waren und auch Kleidungen bei kleinen Händlern und Selbermacherinnen.
8. Kaufen Sie möglichst nichts Neues. Es gibt doch schon so viel! Gucken Sie, wo Sie das, was Sie haben wollen, gebraucht kriegen.

9. Kaufen Sie keine fertigen Salben o.ä.
Sie können alles selbst machen! Sie Produkte in der Apotheke sind seit Jahren völlig überteuert und die Konzerne machen von den guten Stoffen ohnehin nur so wenig rein wie möglich.

10. Versuchen Sie Dinge, die Ihnen zu teuer sind, auszuhungern, durch Verzicht. Dann reguliert sich der Markt wieder, je mehr so handeln.

11. Kaufen Sie keine Soja-Produkte. Das nimmt dem Planeten nur das gute Wasser weg und gehört ohnehin nicht in unsere Mägen.

12. Verzichten Sie auf Produkte, die ihre Großeltern nicht kannten! Jede Woche wird irgendein neuer dämlicher Tee oder eine angeblich seit Jahrhunderten geheime, tolle Pflanze heraus, die so gesund sein soll - die natürlich in der Fabrik aufbereitet werden muss und teuer ist. Was Sie einem Kind nicht geben würden, brauchen Sie auch nicht!

13. Suchen Sie einen Imker der Ihnen guten Honig liefert. Verzichten Sie wo es geht auf gewöhnlichen Zucker. Auch da werden wir wieder betrogen. Denn der "dreckige" Zucker müsste ja von der Logik her billiger sein, weil ja Arbeitsschritte bei der Produktion ausfallen.

Da ihn aber ohnehin nur Leute kaufen, die es sich leisten können, lassen die Hersteller die Preise so hoch.

Also .. wieder verzichten! Und zwar so lange, bis wir den ungebleichten Zucker zum gleichen Preis kriegen oder billiger!

Honig ist ohnehin besser. Leider aber auch teuer. Daher lieber das Geld zum kleinen Imker bringen. Der braucht das Geld dringender als die Südzucker AG.

14. Backen Sie ihr Brot und Brötchen selbst. Das ist keine große Kunst!

15. Machen Sie ihren Schokopudding und Joghurt selbst!

16.Verzichten Sie auf Limo und Eistee.

Wenn Sie nicht ohne ihn können, machen Sie einen Früchtetee und knallen eine ordentliche Ladung Honig rein. Kaltstellen und dann mit Eiswürfeln auftischen. Ist dann noch alle Male besser als gekaufter Eistee!
Sammeln Sie Ihre Kräuter und Räucherwerk am besten selbst oder lassen Sie von Leuten, die an der Quelle sitzen, sammeln. So brauchen Sie keine billigen Räucherkegel zu kaufen, sondern binden sich einfach und kostenlos Ihren Räucherstrauß.

17. Führen Sie Tagebuch und beschäftigen Sie sich mehr mit sich und Ihrem Inneren und falls Sie eine Familie und Kinder haben, geben Sie dort auch etwas Zeit aus.

18. Lernen Sie das Verzichten und Sparen.
Wenn Sie dann wirklich mal etwas gutes kaufen wollen, können Sie es sich locker leisten. Was nützen Ihnen 12 Eier für 1,19 Euro wenn Sie im Hinterkopf immer an verseuchtes Futter und gequälte Tiere denken?
Wenn möglich, fahren Sie zum Hof Ihren Vertrauens und kaufen dort Ihre Eier und Gemüse.
Verzichten Sie auf Vitaminpillen und angebliche Wunderwurzeln die aus dem Ausland kommen und für teures Geld bezahlt werden müssen.
Alles was Sie wirklich brauchen, kommt aus unserem schönen deutschen Land!

19. Besorgen Sie sich ein Stück Erde. So klein es auch sei, Sie können dort schon ein wenig drauf pflanzen!
20. Vermeiden Sie chemische Waschmittel für Haut und Haare. Das brauchen Sie nicht! Außer Sie arbeiten im Bergwerk oder werden auf der Arbeit mit Mehl und anderem bestäubt oder arbeiten mit ansteckenden Kranken zusammen. Denn so dreckig sind wir nicht, schließlich ziehen wir uns doch jeden Tag frische Wäsche an. Noch unsere Urgroßeltern duschten oder badeten ein mal in der Woche und wuschen sich ein mal in der Woche die Haare! Und die hatten kein fließendes, warmes Wasser, Reinigungsmittel und Waschmaschinen wie wir. Diese falsche Hygiene wurde uns anerzogen. Sie ist für die meisten von uns nicht notwendig und eher schädlich als nützlich. Meine Hosen müssen es ertragen, dass ich sie oft mehrere Tage lang anziehe. Ich schwitze ganz selten und daher habe ich auch mein T-Shirt mehrere Tage lang an. Jetzt können Sie ruhig schmunzeln. Ich gehöre aber zu denen die KEINE Allergien haben! Mein Bruder, der sehr auf seine Kleidung bedacht ist und viel Waschmittel verwendet, bekam mit Ende 30 plötzlich mehrere Allergien und hatte den ganzen Tag die Nase zu, dass er kaum atmen konnte. Sehen Sie: Schon lacht man nicht mehr!
Was meinen Sie, was mir wichtiger ist? Eine reine Hose oder eine freie Nase? ;-)

Ich wasche meine Wäsche nur ganz selten mit
Waschmittel; Zum Beispiel die Bettwäsche nach einer
Krankheit oder Erkältung. Ansonsten wasche ich
nur mit Backpulver, Zitronensaft und Teebaumöl.

21. Lappen, Schwamm und Essig!
Mehr brauchen Sie nicht zum Putzen! Es darf ruhig
der billigste Essig sein, der für 39 Cent den Liter.
Egal wie verkalkt es im Bad auch ist; Essig drauf und
er spaltet den Kalk durch seine Enzyme auf -
innerhalb von wenigen Minuten. So haben Sie immer
saubere, entkalkte Duschkopfe und Wasserhähne,
ohne schädliche Chemie anzuwenden.

22. Salben, Öle, Tinkturen usw. können Sie anhand
meiner Bücher ganz leicht selbst machen und wissen
dann sogar, was drinnen ist.

23. Verzichten Sie auf Wurst! Fleisch höchstens 4 Mal
im Monat, dann aber gutes Fleisch!
Das reicht doch völlig und das Geld, das Sie dann
gespart haben, investieren Sie in Bauern, die gut mit
ihren Tieren umgehen und womöglich sogar Namen
geben!

24. Verzichten Sie auf fertige Frühstückskost.
Ein paar Haferflocken mit etwas Obst und einem
Schuss Milch ist sehr schmackhaft. Sollten Sie
herzhaft bevorzugen, bereiten Sie sich doch eine
Streichcreme aus Tomatenmark, Gewürzen, und
Sahne/Fett vor.

Wer, warum auch immer - auf Milchprodukte verzichtet, der macht sich seine Milch selbst. Wasser, Haferflocken, etwas Öl und eine Prise Zucker pürieren. Fertig! Milch wird am besten von Mandelmilch kopiert! Leider sind Mandeln extrem teuer geworden.

150g Mandeln mit etwa 0,2 Litern heißem Wasser pürieren und durch einen Kaffeefilter durchseihen. Kalt schmeckt sie verwechselbar nach Milch mit feiner Marzipannote!

Ach... ich könnte noch lange aufzählen, aber das wäre zuviel für dieses Buch.

Vielleicht war etwas für Sie dabei und Sie machen hinter jedem Punkt, den Sie bereits umsetzen ein Häkchen.

Machen Sie nun das Beste daraus!

Danke für alles und ich hoffe Sie weiterhin, als meine Leserin, für meine weiteren oder die noch kommenden Bücher gewonnen zu haben, dass Sie mir die Treue halten! **Ich danke Ihnen von Herzen!** Über Leserbriefe, Fragen und Hinweise freue ich mich sehr. (Siehe letzte Seite)

Kapitel 3:
Tinkturen zum Selbermachen!

Tinkturen zum Selbermachen!

Eine Tinktur besteht aus Kräuter-Auszügen und wird in Alkohol konserviert.
Tinkturen brauchen wir für unsere Tränke, Waschungen, Salben und für die Creme-Herstellung.
Da Tinkturen auf Alkoholbasis hergestellt werden, sind sie relativ lange haltbar (ca. 2 Jahre).
Am besten eignet sich Wodka, weil er recht geschmacksneutral und billig ist.
Tinkturen füllt man am besten in dunkle Flaschen, denn Licht bekommt den Tinkturen nicht so gut.

Folgende Dinge benötigen Sie zur Herstellung von Tinkturen:
1. Ein verschließbares Glas, Einmachglas, kleines oder mittleres Gurkenglas.
2. Geschmacksneutralen Alkohol wie Wodka, Doppelkorn, Obstler oder ähnliches.
3. Ein Tuch oder Filter, Küchenpapier, Kaffeefilter, zum durchseihen der Tinktur
4. Kräuter, egal ob Sie selbst pflücken oder in der Apotheke kaufen.
5. Einen Edding oder kleine Aufkleber um die Flaschen mit Datum und Inhalt zu versehen.

Die Grundanleitung
zum Brauen eigener Tinkturen

1. Sie brauchen Kräuter

2. Diese geben Sie in ein großes, verschließbares Glas

3. Dann gießen Sie geschmacksneutralen Schnaps dazu, bis die Kräuter ganz bedeckt sind

4. Verschließen Sie das Glas

5. Stellen Sie es an einen sonnigen, warmen Platz

6. Warten Sie ca. 10 Tage

7. Filtern Sie die Tinktur ab

8. Gießen Sie die Tinktur in eine dunkle Flasche und beschriften Sie diese mit Angabe des Inhalts und dem Herstellungsdatum

Tinktur- Rezepte!

Die Grundanleitung kennen Sie ja jetzt bereits.
Jetzt können Sie Ihr neu gewonnenes Wissen direkt
in die Tat umsetzen!
Sie können sich aus der Bücherei Bilderbücher von
Heilpflanzen ausleihen und versuchen ein paar der
Kräuter und Pflanzen selber zu sammeln. Natürlich
können Sie auch in der Apotheke die Kräuter kaufen.
Trotzdem möchte ich nochmals darauf hinweisen,
dass es immer vorteilhaft ist, wenn man befreundete
Hexen oder Menschen hat, die einem die Kräuter
frisch besorgen können.
Vielleicht können Sie auch mit anderen zusammen
auf Kräutersuche gehen.
Aber pflücken Sie immer nur soviel wie Sie wirklich
brauchen.
Vielleicht können Sie einem aus Ihrer Familie dessen
Leiden Sie kennen eine große Freude machen, wenn
Sie eine hervorragende Tinktur brauen. Ich wüsste
kein besseres Geschenk!
Auf den nächsten Seiten stehen jede Menge Rezepte.
Und dazu auch, gegen welche Leiden man sie
verwenden kann, oder zur Vorbeugung.
Es ist sehr wichtig sich an die Dosieranleitungen zu
halten!
Jetzt wünsche ich Ihnen gutes Gelingen!

Fenchel - Johanniskraut Tinktur
1 TL nach dem Essen eingenommen
hilft bei Verdauungsstörungen

1 TL getrocknetes Johanniskraut und 1 TL getrockneten Fenchel mit 50 ml Kornschnaps oder Obstler übergießen.
10 Tage stehen lassen, danach abfiltern.

Brennnessel-Engelwurz (Angelika) Bad
Bei Rheuma und Stoffwechselstörungen
Bei Bedarf sind zwei Bäder pro Woche angesagt.

Zubereitung:
Man übergießt die Brennnesseln und Engelwurz mit dem Wasser, erhitzt es bis zum Sieden, kocht 15 Minuten lang weiter und gibt die durchgeseihte Flüssigkeit einem Vollbad zu.

Zutaten:
20g getrocknete Brennnesseln mit Stiel und Blättern
100 g Angelika
1 L Wasser

Zitrus-Melissentinktur

Bei nervösen Zuständen, Kopfschmerzen,
Menstruationsschmerzen

1 Handvoll Melisse wird in ¼ l Kornschnaps angesetzt und etwa 10 Tage stehen gelassen. Geben sie ein paar Tropfen Zitronenöl hinzu oder geben Sie die frisch geriebene Schale einer Zitrone hinzu.

Alternativ tut es auch das aromatisch hochwertige Zitronengras.
Danach abfiltern und schmerzende Stellen damit einreiben oder tropfenweise auf einem Stück Zucker einnehmen.

Rosmarin - Ginseng - Tinktur

Für Gedächtnis, Nerven und bessere Leberwerte

1 TL Ginseng und 30g Rosmarinnadeln in 125 ml hochprozentigem Alkohol 14 Tage ansetzen.
Abgießen und die Tinktur tropfenweise auf einem Stück Zucker einnehmen.
Ginseng gibt es z.B. als Pulver und Granulat, wo das Dosieren dann natürlich sehr einfach ist. Ein Stück der Wurzel kann aber auch verwendet werden.

Angelika- Kümmel-Likör

(Angelika archangelica)
Wirkt appetitfördernd und beruhigend bei nervösem Magen

1 Handvoll Angelikawurzel
1 TL zerstoßenen Kümmel
500 ml Schnaps
250 g Honig
Wurzel und Kümmel ca. 1 Woche in Alkohol ansetzen, abfiltern und den Honig darin auflösen.

1 Likörglas mittags und abends vor den Mahlzeiten einnehmen

Lavendel Brennnessel-Tinktur

Als *Rheuma Einreibung* oder als Haartinktur
bei Haarausfall verwenden

1 handvoll Brennnesseln und 1 handvoll Lavendelblüten mit 250ml klarem Obstschnaps 10 Tage ansetzen und in der Wärme stehen lassen. Danach abfiltern.

Heidekraut-Ginseng-Tinktur
Bei Strahlungsbelastung täglich einnehmen
Verbindet sich mit der radioaktiven Strahlung im Körper
und werden mit dieser ausgeschieden

Ein 2 Finger großes und langes Stück Ginseng
Wurzel und 220g getrocknetes Heidekraut mit einem
Liter Alkohol übergießen.
4 Wochen dunkel aufbewahren, mehrmals schütteln
und dann abfiltern.
1x täglich morgens 9 Tropfen einnehmen.

Die Tinktur bleibt über mehrere Jahre wirksam.

Ingwer-Bärlauch Tinktur
Bei allgemeiner Schwäche und Altersbeschwerden

2 EL getrocknete Ingwer Stücke und 1 Handvoll
Bärlauchblätter werden zerkleinert in eine
weithalsige Flasche gefüllt und mit 500 ml Alkohol
übergossen.
Lassen Sie es 3 Wochen in der Küche stehen und
seihen Sie es ab und füllen es in Fläschchen.

Knoblauch-Zitronen-Honig Tinktur
Für mehr Jugendfrische und zur allgemeinen Besserung des Wohlbefindens

Reiben Sie Schale einer Zitrone ab, schneiden Sie 8 Knoblauchzehen blättrig übergießen sie es mit 200 ml Alkohol.

Man lässt diese ca. 14 Tage in der Sonne stehen und seiht sie dann ab und gibt je nach belieben Honig hinzu.

Man beginnt mit einigen Tropfen pro Tag und steigert sie dann auf mind. 20 Tropfen mehrmals täglich.

Hopfen-Lavendel Tinktur
Wirkt Schlaf fördernd

1 TL Lavendel und 2 Tl. Hopfen werden in 100 ml hochprozentigem Kornschnaps angesetzt und 10 Tage in der Wärme stehen gelassen.

Man nimmt einen TL vor dem Schlafen gehen.

Ringelblumen-Löwenzahn Tinktur

Verhindert Entzündungen, Leber-Galle-fördernd, entkrampfend, Menstruationsregelnd.

Kann für fast jede Hautbeschwerde verwendet werden

1. Ein Glas voll Ringelblumenblüten und gelben Löwenzahn sammeln (oder kaufen)
2. Mit geschmacksneutralem Schnaps auffüllen, bis die Blüten bedeckt sind.
3. Glas verschließen.
4. An einen sonnigen, warmen Platz stellen
5. 10 Tage warten.
6. Tinktur filtern.
7. In eine dunkle Flasche abfüllen, beschriften.
Nehmen Sie bei Bedarf 1 kleines Gläschen 20 Minuten vor dem Essen.

Wasserdost-Holunder-Honig-Tinktur

Dass Wasserdost-Tinktur gut für das Immunsystem
ist, ist ja inzwischen bekannt, auch, dass sie gut für
die Stärkung, und Behandlung von Erkältungen aller
Art und zur Verbesserung des Immunsystems ist.
Noch effektiver könnte es in Kombination mit
Holunder sein. Holunder enthält viel Vitamin C und
andere gesunder Inhaltsstoffe.

1. Ein großes Glas voll Wasserdost und 3-4
Holunderblüten Dolden sammeln
2. Mit geschmacksneutralem Schnaps auffüllen,
bis alles bedeckt ist.
3. Glas verschließen.
4. An einen sonnigen, warmen Platz stellen
5. 10 Tage warten.
6. Tinktur filtern.
7. In eine dunkle Flasche abfüllen

Weißdornbeeren-Ginseng-Tinktur

25 g getrocknete Weißdornbeeren (evtl. einige Blüten)
1 kleines Stück Ginseng Wurzel
oder gerieben, dann ca. 2 EL
300 ml Alkohol

Beeren und Ginseng mit dem Alkohol übergießen und alles ca. zwei Wochen an einem sonnigen Platz bei gelegentlichem schütteln, ziehen lassen. Wichtig ist, dass die Beeren, Blüten und Wurzel vollkommen mit dem Alkohol bedeckt sind, und dass sie so lange stehen bleiben, bis der Alkohol die rote Farbe aus den Früchten gezogen hat. Anschließend durchseihen und in ein Fläschchen umfüllen.

Bei Schwindel, Herzklopfen:
20 Tropfen, in Wasser oder auf Zucker geben und je morgens und abends einnehmen.

Zur Förderung ruhigen Schlafes:
vor dem Zubettgehen 40 Tropfen in Wasser oder auf Zucker einnehmen.

Bei Nervenschwäche und zur allgemeinen Beruhigung: 30 Tropfen einnehmen.

Bei Venenerkrankungen:
2 x 10-20 Tropfen in Wasser oder auf Zucker gelöst einnehmen.

Ginseng Tinktur

Zur Senkung und Erhöhung des Blutdrucks. Für starke Nerven. Zur allgemeinen Stärkung der Gesundheit

Die Ginseng Wurzeln sind selbst heute noch den Wissenschaftlern ein Rätsel und noch immer sind nicht alle positiven Eigenschaften des Ginseng bekannt.
Seltsam ist vor allem, dass der Ginseng ausgleichende Eigenschaften hat.
So wirkt er bei Menschen mit zu hohem Blutdruck, blutdrucksenkend und bei Menschen mit zu niedrigem, Blutdruck erhöhend. Doch das ist noch lange nicht alles.
Vor allem ist er bekannt zur Kräftigung der Nerven. Es wäre eigentlich ein ganzes Buch wert und nötig, um die Wurzel zu huldigen, doch nehmen Sie es bitte nur als Anreiz weiter zu recherchieren.

1 kleine Wurzel
250 ml Alkohol

Nehmen Sie eine kleine Ginseng Wurzel und schneiden Sie sie in Scheiben und geben Sie alles in ein Glas. Gießen Sie Alkohol darauf, so dass alle Scheiben bedeckt sind. Lassen Sie das Glas nun 4 Wochen in der Sonne oder an einem warmen Ort stehen und seihen Sie es ab und füllen Sie es in Fläschchen. Nehmen Sie mehrmals in der Woche 1 TL davon am besten am Abend oder 1 Stunde nach der Abendmahlzeit.

Kirschkern-Knoblauch Tinktur
Impotenz verhindernd und zur allgemeinen Besserung des Wohlbefindens

2 Knoblauchzehen sowie 20 Kirschenkerne werden zerstoßen und mit 125ml Weingeist übergossen.
Einige Wochen lang im temperierten Zimmer stehen lassen, anschließend abseihen.
Davon 2 mal täglich 1 TL in Wasser einnehmen.

Kapitel 4:
Öle selbermachen

Öle selbermachen

Gute Öle kann eine Hexe oder gesundheitsbewusster Mensch immer gebrauchen. Öle zum Einreiben, Öle für die Küche und natürlich auch für unsere Salben und Cremes!!! Wie schon in meinem Hexenrezeptbuch Teil 1 bei den Ölen erwähnt, sollte man an eines denken: die Salben, Cremes, Öle, Seifen und Tinkturen werden nur so gut wie ihre Bestandteile und Zutaten. Verwenden Sie also nur die besten Rohstoffe! Auf keinen Fall sollte man bei der Gesundheit(svorsorge) sparen!!!
Ihre Öle können Sie zum Beispiel in Salben, Cremes oder Gels verwenden, als Badezusätze oder einfach nur zur Pflege Ihrer Haut oder Massage.
Jedes Kräuterchen, hat seine Wirkstoffe gegen irgendwelche Beschwerden. In Öl eingelegte Pflanzenteile werden vom Öl konserviert und man kann also wirklich sagen: Ein Öl für jede Lebens und Leidenslage.

Zum Beispiel Lavendelöl: *Gegen Schlaflosigkeit, Insektenstiche, leichte Hautrötungen oder Verbrennungen*

Königskerzen/Knoblauchöl: *Gegen Ohrenschmerzen, Behandlung oder Vorbeugung von Darmerkrankungen*

Nachtkerzenöl: *Gegen Kater und Ekzeme.*

<u>Destillierte Hamamelis:</u> *Gegen Beulen, Zerrungen, Insektenstiche, entzündete/gereizte Augen (Heuschnupfen)*

<u>Ätherisches Eukalyptusöl:</u> *Zur Inhalation bei Erkältungen, Husten, Hals- und Bronchialerkrankungen*

Und so weiter und so weiter ...
Pflanzen sind nun mal eine großartige Erfindung ☺
Sollten Sie an Kräuterölen für innen und außen interessiert sein, so empfehle ich ihnen mein „Hexenrezeptbuch" Teil 1 sofern Sie es nicht schon längst besitzen.
Dort finden Sie dann noch mehr Rezepte, in Schritt für Schritt Anleitung zur Herstellung von Salben, Tinkturen, Ölen, Kräuterölen, Cremes uvm...

Viel Erfolg und Genuss und Linderung mit den Ölen!

Hexenölrezepte

Johanniskraut-Öl Nr.1
Hexen schneiden das blühende Kraut mitsamt dem
Stiel in der Johannisnacht (24. Juni).
Die vorsichtig abgezupften Blüten gibt man in eine
Flasche mit breiter Öffnung, gibt die dreifache Menge
Olivenöl – oder natürlich anderes kaltgepresstes Öl
darüber.
Gut verschlossen wird die Flasche für ca. 7 Wochen
an einen warmen und sonnigen Platz gestellt. Alle 2
- 3 Tage sollte die Flasche vorsichtig geschüttelt
werden. Das Öl färbt sich dann langsam rot. Sobald
dieser Prozess abgeschlossen ist, gießt man den
Inhalt durch ein dünnes Leinentuch, und presst die
Pflanzen gut aus. Das fertige Johanniskrautöl wird in
dunkle Flaschen gefüllt und dunkel aufbewahrt.
Seine Heilkraft hält bis zu 2 Jahre an.

Johanniskrautöl ist hilfreich bei kleinen Wunden, bei
Blasen und Frostbeulen, als Einreibung bei
Muskelverletzungen und Blutergüssen, als Massageöl bei
Rücken- und Gliederschmerzen.
Es kann auch sehr gut als Hautpflegemittel bei rauer und
unreiner, entzündungsbereiter Haut eingesetzt werden. Es
hat Hornhautaufweichende Wirkung.
Auch in der Babypflege kann man es anstelle der
herkömmlichen Babyöle verwenden.

Johanniskraut-Öl Nr.2
Galletreibend, beruhigend

Zweimal täglich 1 TL ist die richtige Dosierung.

Blüten mit einem Mörser zerreiben, das Öl zusetzen und in einer Weithalsflasche unverschlossen 3 - 5 Tage stehen lassen, gelegentlich umrühren.

Wenn die Gärung beendet ist verschließt man die Flasche und setzt sie solange dem Sonnenlicht aus, bis der Inhalt nach ca. 6 Wochen leuchtend rot geworden ist. Dann presst man das Öl ab und bewahrt es in gut verschlossen in einer Flasche auf.

25 g Johanniskrautblüten
400ml Olivenöl

Johanniskraut-Öl Nr.3
250 g zerquetschte Blüten mitsamt dem Stiel in 1 Liter Oliven- oder Sonnenblumenöl geben.
Solange in der Sonne stehen lassen, bis das Öl eine leuchtend rote Farbe angenommen hat.
Dann abseihen und in eine dunkle Flasche geben.
Also lichtgeschützt

Lavendel-Öl

Lavendelöl hat eine kühlende Wirkung und ist deshalb bei leichten Verbrennungen ebenso geeignet wie zur Nachbehandlung bei einem Sonnenbrand. Bei Kopfschmerzen ist es hilfreich, wenn es auf Stirn und Schläfen gerieben wird

Dieses Öl ist nicht nur hilfreich, sondern hat auch noch einen wunderschönen Duft. Deshalb ist bei Lavendelöl ausnahmsweise Olivenöl nicht das Basisöl der ersten Wahl, da dieses den zarten Lavendelduft etwas nehmen würde.
Gut geeignet zur Herstellung von Lavendelöl ist Mandelöl oder Distel- und Sonnenblumenöl.
Die Lavendelblüten werden in eine Flasche gezupft. Ein Drittel Blüten und zwei Drittel Öl werden an einem warmen und sonnigen Ort stehen gelassen. Alle paar Tage einmal vorsichtig schütteln und nach 6 bis 8 Wochen durch ein Leinentuch filtriert.

Engelwurz (Angelika)-Öl

Zum Einreiben bei Gicht, Rheuma, Nervenschmerzen, auch bei Bronchitis

Die fein zerschnittene und pulverisierte Wurzel wird mit 100 ml Öl deiner Wahl angesetzt und 4 Wochen unter häufigem Rühren an einem warmen Ort stehen gelassen, danach gefiltert. Bei Verwendung der frischen Wurzel muss das Öl vorsichtig von der unten abgesetzten Flüssigkeit abgegossen werden:

Acker-Stiefmütterchen-Öl
Gegen trockene Haut

25 g frisches oder getrocknetes Acker-Stiefmütterchen, gibt man in 80 ml kaltgepresstes Olivenöl. Diesen Ansatz lässt man 14 Tage in der Sonne stehen und seiht dann ab.
Den Satz gut ausdrücken!
Das fertige Öl wird in einer dunklen Flasche aufbewahrt.
Man reibt die Haut am Abend ein und wäscht morgens mit Weinessig-Wasser, halb und halb wieder ab.

Lilien-Kampfer-Öl
Zur Einreibung bei Arthrose

25 g Kampfer-Essenz und Öl Ihrer Wahl, werden miteinander vermischt. Geben Sie dann 8 zerstoßene Lilienblüten hinzu.
Diesen Ansatz stellt man in die Wärme und lässt es 4 Tage ziehen. Erwärmen Sie das ganze und geben Sie es durch ein Tuch.

Die betroffenen Gelenke dünn mit dem Öl bestrichen.

Cayenne-Pfeffer-Lilien-Öl

Zur *Einreibung bei Arthrose und leichten Fällen von Arthritis*

8g Cayenne-Pfeffer sowie 10 klein gehackte Lilienblüten vermischt man und gießt es mit 250 ml Olivenöl auf. Stellen Sie es 14 Tage in die Wärme seihen Sie es durch ein engmaschiges Tuch.

Arnika – Teebaumöl

Bei chronischer Mandelentzündung (Pinselungen), bei wunden Stellen im Mund und im Rachenraum
!Man darf dieses Öl nicht schlucken!

In eine Schale gibt man 400 ml kalt gepresstes Olivenöl und 8 bis 10 Arnikablätter und Blüten. Dieses erwärmt man dann in einem Wasserbad und lässt es über Nacht ziehen.
Danach gibt man mehrere Tropfen Teebaumöl dazu und seiht das ganz ab.
Das Öl wird in dunklen, verschlossenen Flaschen kühl aufbewahrt.

Taubnessel-Melissen-Öl
Zum Einreiben bei geschwollenen Füßen,
Körperschwellungen

1 große handvoll zerstoßener Melissenblätter und
ebensoviel Taubnesselblüten und Blätter werden in
300 ml Olivenöl 5 Minuten leicht erhitzt. Die
Mischung erkalten lassen und abseihen.
Aufbewahrung in dunklen Flaschen.

Schuppenflechtöl
Gegen Schuppenflechte und Ekzeme.
50 ml Mandelöl, 20 Tropfen Teebaumöl.
Beide Öle gut miteinander vermischen und die
betreffenden Stellen damit
behandeln.

Arnika-Nelken-Öl
Gegen Zahn und Zahnfleischschmerzen

Eine ganz kleine handvoll Gewürznelken werden mit
ca. 5 Arnikablüten in 80 ml Öl angesetzt und
14 Tage in der Sonne stehen gelassen, danach
abgeseiht und abgefüllt.

Einfaches Massageöl

Mischen Sie ca. 30 Tropfen ätherisches Lavendelöl auf 100 ml Mandelöl.

Rheumaöl

10 Tropfen Kampfer
20 Tropfen Eukalyptus
20 Tropfen Rosmarin
in 100 ml Mandelöl geben

Entspannungsöl

25 Tropfen Geranie
15 Tropfen Lavendel
8 Tropfen Majoran
8 Tropen Ylang-Ylang
in 100 ml Mandelöl geben

Rückenschmerzenöl

2 Essl. Olivenöl, 5 Tropfen Rosmarinöl
4 Tropfen Ingweröl

Geben Sie das Rosmarinöl und das Ingweröl in das Olivenöl und mischen Sie es gut. Dann können Sie die Mischung auf die schmerzenden Stellen auftragen und leicht einmassieren.

Kamillen-Öl

Für die Bereitung dieses Öles benötigt man 8 gehäufte Esslöffel Kamillenblüten, diese gibt man in ein Glasgefäß, wie immer, wenn möglich mit weitem Flaschenhals. Jetzt füllt man mit 500ml kaltgepresstem Olivenöl auf, und rührt mit einem Holzlöffel kräftig durch damit sich keine Luftblasen bilden. Man stellt das Gefäß dann an einen warmen Ort und lässt 14 Tage ziehen. Kann auch in die Sonne gestellt werden. Zwischendurch schütteln.

Hauswurzöl

Bei zahnenden Kindern

Man nimmt 25 g frische Dach- oder Hauswurzblätter und setzt sie in 100 g gutem Olivenöl an. Diesen Ansatz stellt man in ein sonniges Fenster und schüttelt gelegentlich durch. Nach 14 Tagen seiht man das Öl durch ein Tuch und presst den Satz aus. Das entstandene Öl wird in einer dunklen Flasche aufbewahrt.

Quendelöl

Man übergießt 10 - 15 g. zerkleinertes Kraut mit 10ml Rosenöl und 80 ml gutem ÖL. Diese Mischung lässt man 1 Woche in der Wärme ziehen. Dann erhitzen und wie immer abseihen und abfüllen!

Erkältungsbadeöl
30ml Avocadoöl
5 ml Lavendelöl
5 ml Melissenöl

Dieses Bad hat eine beruhigende Wirkung und ist gut, wenn man unter Einschlafproblemen leidet oder stark unter Stress steht.

Erkältungsbadeöl
Mischen Sie zu gleichen Teilen mehrere Tropfen Fichtennadelöl, Eukalyptusöl, Rosmarinöl und Pfefferminzöl in 30 ml Avocadoöl und geben Sie es je nach Belieben in ein Vollbad.

Kapitel 4:
Öle für die Küche

Öle für die Küche

Wer Wert auf gutes Essen legt, wird wohl an guten
Ölen und Essenzen nicht drum herum kommen.
Ob lieblich-leichtes Veilchen-Zitronengrasöl zu
feinem Gemüse, ...
Oder Ananassalbei/Rosenblütenöl zu gutem Salat.
Sie werden in diesem Kapitel sicher ein paar gute
Anregungen finden.

Orangen-Chiliöl

Geben Sie die Schale von 3 abgeriebenen Orangen
und 2 scharfe, grob zerkleinerte Pepperonis und eine
längs aufgeschnittene Zimtstange in eine Flasche mit
250 ml Sonnenblumenöl und lassen Sie es mindestens
14 Tage an einem sonnigen Platz reifen.

Basilikum Thymian-Öl

Geben Sie eine kleine, halbe Tasse frische
Thymianblüten und einen Bund Basilikum in mind.
0,7 Liter Distelöl und lassen Sie es 14 Tage in der
Sonne ziehen. Fertig!

Ananassalbei/Rosenblütenöl

5 Salbeiblätter (am besten schmeckt Ananassalbei), 10 frische, ungespritzte Rosenblütenblätter.
Blätter und Blüten sauber waschen, abtrocknen und in eine Flasche mit 250 ml Sonnenblumenöl geben. Verschließen und mind. 14 Tage an einem sonnigen Platz reifen lassen.

Dazu passend:

Feiner Salatessig

Geben Sie klein gehobelte Petersilie und Blüten der Kapuzinerkresse in einen 0,5l oder 0,7l Flasche mit leichtem Essig. Geben Sie nun einige Pfefferminzblätter oder Zweige sowie Lavendelblüten hinzu und grob zerstoßene schwarze Pfefferkörner. Jeden Tag, die Flasche ein wenig bewegen. Nach 2 Wochen können Sie ihn bereits verwenden.

Bärlauch-Chiliöl

1 handvoll Bärlauch samt Wurzeln
3 zerstoßene, scharfe Chilischoten
etwas abgeriebene Zitronenschale
350 ml Öl Ihrer Wahl

Den Bärlauch waschen, in Streifen schneiden und mit dem zerstoßenen Chili und etwas abgeriebener Zitronenschale in Öl einlegen. Nach 4 Tagen abseihen.

Märzveilchen-Zitronengrasöl

15 Märzveilchenblüten und eine kleine handvoll grob zerkleinerte Stängel Zitronengras in eine Flasche mit 250 ml Maiskeimöl geben, verschließen, 3-4 Wochen stehen lassen. Passt ideal zu Salaten und Gemüse.

Sternanis-Zimtöl

10 Sternanis und 4 längs halbierte Zimtstangen in eine Flasche mit 250 ml Maiskeimöl geben, verschließen, 3-4 Wochen stehen lassen. Passt ideal zu Süßspeisen und leckeren Salaten.

Rosmarin/Orangenöl

Geben Sie soviel Rosmarin in eine kleine Flasche bis sie gut gefüllt ist. Geben Sie nun Schalen von zwei ganzen abgeriebenen Orangen dazu und füllen es mit gutem Avocadoöl oder Traubenkernöl auf.
Lassen Sie es mindestens 2 Wochen stehen und probieren Sie ihn mal zu Salat!

Kräftiges Salatöl

Frisches Thymian und ein paar kleine Melissenblätter, sowie grüne Pfefferkörner und ein 2-3 klein geschnittene Knoblauchzehen in eine kleine Flasche mit gutem Öl geben und 14 Tage ziehen lassen.

Kokos-Bananen für Schleckermäuler
(oder eine gesunde Alternative bei extremen
Fressattacken)
Für Einheitsbreiesser passt es sicherlich nicht in diese
Rubrik, aber ich wollte Ihnen mein neues süßes,
kleines Geheimrezept nicht vorenthalten.
Wer in einer Krise steckt, einfach total Hunger auf
etwas Süßes hat oder seine Süßigkeiten-Extrem-
Fressattacken durch eine gesündere, aber nicht
weniger leckere Alternative austauschen will, sollte
folgendes Rezept ausprobieren.

Die Herstellung beträgt 10 Minuten, kann aber durch
leichte Vorbereitungen auf wenige Augenblicke
verkürzt werden:

1 Banane
1/3 fein geraspelte, frische Kokosspäne
Zur Not tun es auch in etwas Kokosmilch
eingeweichte, getrocknete Bio-Kokosflocken aus der
Tüte.
Alles mit einer Gabel klein drücken und vermengen!
Und nun so lange reinschaufeln, bis der Hunger auf
Süßes nachlässt!
Jedenfalls immer noch besser als immer wieder
Schokoriegel und dergleichen! Auch toll um Kindern
Süßigkeiten abzugewöhnen!

Die meisten wissen Süßigkeiten kaum noch zu schätzen! Wer keine Probleme mit dem Essen hat, darf auch noch jeden Löffel der Bananen-Kokos-Masse in etwas erwärmter Schokolade (Sorte nach Wahl) eintauchen und einmal hemmungslos sündigen! Viel Spaß dabei ☺

Hinweise zur Haftung:

Aus meiner vollen Überzeugung heraus möchte ich sagen, dass man kleinere Wehwehchen, Schnupfen, Husten, Allergien und Hautbeschwerden erst mal versuchen sollte selber in den Griff zu bekommen, ohne Chemiekeulen.

Aber trotz, dass die Natur immer noch die beste Apotheke ist, sollte man bei ernsteren Beschwerden oder Erkrankungen oder wenn nach wenigen Tagen keine Besserung in Sicht ist, doch lieber zum Arzt gehen. Man sollte aber auch mal daran denken, dass so manche Beschwerde auch seelische Ursachen haben kann. Am Rückenschmerz der einen plagt, ist vielleicht gar kein kranker Rücken schuld, sondern vielleicht der Ärger in der Arbeit oder Überforderung. Natürlich kann man es mit einer Tinktur versuchen... vielleicht hilft sie in so einem Fall sogar, aber vielleicht liegt es dann nicht direkt an der selbst gemachten Tinktur sondern daran, dass man *was für sich getan hat* oder jemand einem liebevoll die Tinktur oder Creme eingerieben hat und sich um einen kümmert, es einem gut tut und man auf andere Gedanken kommt, den Ärger oder Stress vom Alltag vergisst.

Außerdem kann es auch am Glauben liegen.

Denn die Hoffnung und der Glaube haben schon so manchen geheilt.

Das ist in vielen Versuchen mit Placebos bewiesen worden.

Ich brauche ja nicht extra erwähnen, dass Medikamente, deren Bestandteile oder Zutaten nicht in Kindernähe, schon gar nicht in deren Hände gehören. Ich übernehme auch keine Verantwortung für die Rezepte oder Tipps, deren Dosierung, Wirksamkeit, Vollständigkeit oder Schäden, Folgeschäden usw.

Alles geschieht wie im wahren Leben auf eigene Gefahr!

Sollten mal bei einem Rezept in diesem Buch nicht genug Informationen dabei stehen, so ist deine Mitarbeit gefragt.

Du solltest dich dann einfach erkundigen und kannst so, gleichzeitig, auch zu anderen Hexen Kontakte knüpfen, vielleicht sogar zu Apothekerinnen und dich mehr und mehr mit der Sache identifizieren und lernen. Du bekommst ein Gefühl und Gespür dafür, je nach dem welche Zutaten verwendet werden, wofür / wogegen dieses oder jenes Kraut und Wurzel ist. So machst du praktisch eine kleine Hexenausbildung. Wie gesagt, deine Mitarbeit ist gefragt.

Informationen sind da, man muss nur nach ihnen greifen: Leihbücherei, Internet, Schule, Apotheke, andere Hexen und Esoterik-Liebhaber. Leichter kann man es heute nicht mehr haben! Dieses Buch ist nicht vollkommen! Und sollte es damals auch nicht, als es geschrieben wurde.

Denn kein Buch kann und soll es dir abnehmen, mit wachsender Erfahrung eigene Kniffe und Tricks zu finden die sogar manche in diesem Buch ersetzen.

Denn das Wichtigste ist, dass man selber Erfahrungen sammelt. Nach und nach sollst und wirst du bei der Herstellung deiner Produkte selber merken, wie und was am besten für dich ist. Soweit ich das beurteilen kann, habe ich bewusst keine giftigen Substanzen, Kräuter oder Rezepte mit in dieses Buch genommen, damit jeder Mensch - praktisch gefahrlos- seine eigenen Helferchen herstellen kann.

Denn dieses Buch soll Freude machen und keinen Ärger bringen.

Trotz aller Vorsicht, bitte genauestens an die Rezepte halten! Ich schließe jegliche Haftung hiermit deutlich aus! Alles was Du tust, tust Du auf eigene Gefahr.

Ich wünsche, dass mit der Herstellung der Salben, Öle, Tinkturen usw. etwas weniger Schmerz und Wehwehchen auf der Welt sein mögen.

Hilf, wo du helfen kannst! Halte Augen und Ohren offen und schärfe deine Sinne! Halte dich und deine Umwelt gesund, leid- und schmerzfrei!

Was ich versprochen habe ...

Nachwort in persönlicher Sache!

Liebe Leserin, lieber Leser,
bei allem Spaß Hexe zu sein, sollten gerade wir Hexen nicht
vergessen, woher wir kommen! Deshalb möchte ich dieses
Buch erst schließen, wenn ich Dich und möglichst alle
Leserinnen, mit dem Rosenkranzgebet bekannt gemacht
habe. Oder zumindest, mit einem "Gegrüßet seist Du, Maria."

Weißt Du, es gibt Tage im Leben eines Menschen, wo man
sich vielleicht verlassen fühlt, vielleicht auch hilflos, auch - und
obwohl - man von vielen Menschen umgeben ist. Das habe
ich selbst auch schon erleben müssen. Es war wirklich
fürchterlich. Ich hatte dann verschiedene Gebete gebetet und
ich hatte der lieben Gottesmutter in jenen düsteren Stunden
versprochen, dass wenn es mir gleich schon besser ginge
beziehungsweise morgen wieder alles wunderbar sein würde,
ich dafür als Gegenleistung an jedes Buchende, in jedes
meiner Bücher, einen "Gegrüßet seist Du, Maria"- Text
abdrucken würde, damit möglichst viele Kinder und
Erwachsene mit diesem Gebet vertraut werden.
Dies möchte ich hiermit tun.
Ich habe den Text ganz leicht abgewandelt, damit er auch
absolut kinderfreundlich ist. Und wenn Du meinst, Du fühlst
Dich nicht gut, dann setz Dich, knie Dich oder leg Dich hin,
falte Deine Hände und dann sprich diese Sätze immer und
immer wieder. Das leicht gestelzt wirkende Deutsch
("Gegrüß**Et**") muss so sein. Man kann es so, viel besser
rhythmisch sprechen.

Gebenedeit heißt "gesegnet". Wenn Dir das Wort nicht gefällt,
sagst Du einfach "gesegnet"!
Der Gottesmutter ist es nicht wichtig, so förmlich zu sein. Ein
aufrichtig betendes Herz, erhört sie in jedem Fall!
Die Absätze sollen dir kleine Pausen anzeigen. Den letzten
Satz kann man abwandeln: "... jetzt und in der Stunde meiner
Sorgen" oder "... jetzt und alle Zeit" oder
" ... dass Oma/Tim/Laura/Miekesch wieder gesund wird!"

Hier nun das "Gegrüßet seist du, Maria"

Gegrüßet seist du, Maria,

voll der Gnade,

der Herr ist mit dir,

du bist gebenedeit (gesegnet) unter den Frauen,

und gebenedeit (gesegnet) ist die Frucht deines Leibes, Jesus.

Heilige Maria, Mutter Gottes,

bitte für uns,

jetzt,

und in der Stunde

all unserer Ängste, Nöte und Sorgen!

Amen!

Wenn Du es von mir vorgelesen - anhören willst, geh auf meine Homepage.

Sprich das Gebet wann immer Du magst und vor allem, wenn Du Hilfe zur Selbsthilfe brauchst, wenn ein Wunder geschehen soll.
Ich versichere Dir, Gottes Mutter wird Dich nicht enttäuschen!
Und ich versichere Dir, ich habe schon einige Male gestaunt, dass wirklich kleine und große Wunder geschehen sind.
Manche sofort, manche in ein paar Stunden, manche am nächsten Tag oder später.
Aber vergiss nicht: Beten heißt auch Geduld!

Du wirst jedenfalls spüren, dass die Gottesmutter für Dich da ist. Das allein, sollte dir das Beten schon wert sein!

Wenn es Dir gefällt und Du Freude daran findest, dann kannst Du auch das "Rosenkranzgebet" lernen.

So, meine liebe Leserin, jetzt kann ich in Ruhe dieses Buch schließen und habe mein Versprechen eingelöst.

Ich wünsche Dir von Herzen alles erdenklich Liebe und hoffe, Du kaufst auch meine anderen Bücher, Ebooks und Hörbücher!

In Dankbarkeit,

Dein Mario Otto

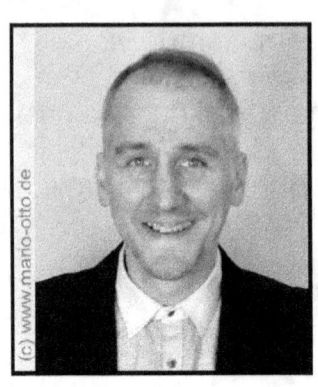

Liebe Leserin,
wusstest du, dass ich erfolgreicher
(Kurzgeschichten)Autor und Liedermacher bin?
Inzwischen gibt es viele Bücher wie Kurzgeschichten
Nummer 1, 2, 3, 4, und 4 und die große
Kurzgeschichtensammlung mit 77 Kurzgeschichten
und mein "Engel, Hexen, Feen & Gespenster" -
Kurzgeschichten-Buch und weitere Bücher und
Ebooks mit kostenlosen Hörbüchern dazu, zum
Runterladen oder direkten Anhören.
Das alles gibt es bei Amazon.de und Tolino und
Thalia und WELTBILD.de usw ..
Ach, sag mal, kennst Du eigentlich meine neue CD
"Mäuselieder"?
Die gibt es ab sofort! Handgemachte Lieder auf CD.
Für Kinder und Erwachsene! Streng limitiert! Es gibt
also nur 500 Stück davon!
www.mäuselieder.de --> Führt zur CD bei Amazon

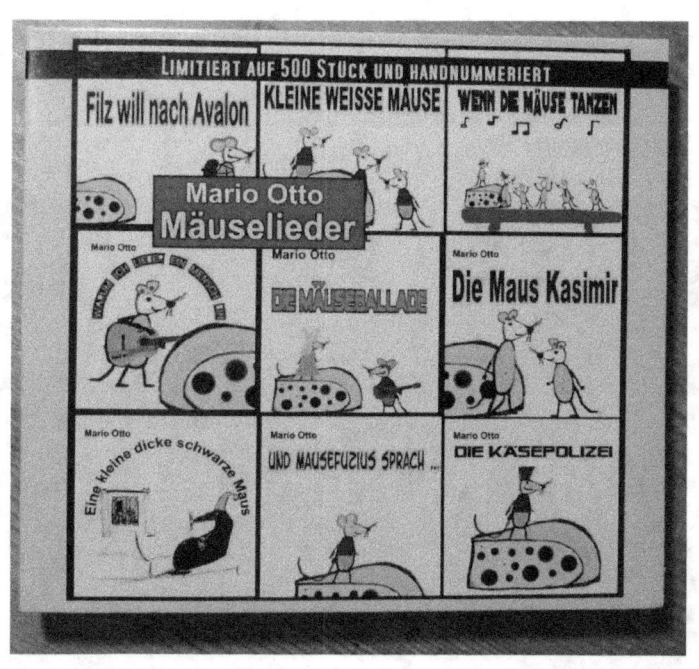

Liebe Leserin,
ich habe einen Verlag. Der heißt Mario Otto-Verlag.
Und in diesem Verlag sind bereits einige Ebooks, Bücher,
Hörbücher und Musik erschienen.
Diese gibt es alle bei www.Amazon.de

Alle Einzelheiten gibt es auf:
www.mario-otto.de

Kennen Sie schon Teil 3 und meine anderen Bücher und Ebooks, wie mein komplettes Buch mit ALLEN Rezepten? Alle 6 Teile in einem Buch zum Sonderpreis!

Für Kräuterhexen, Selbstversorger, Selbermacher, Allergiker, Sparfüchse und Gesundheitsbewusste!

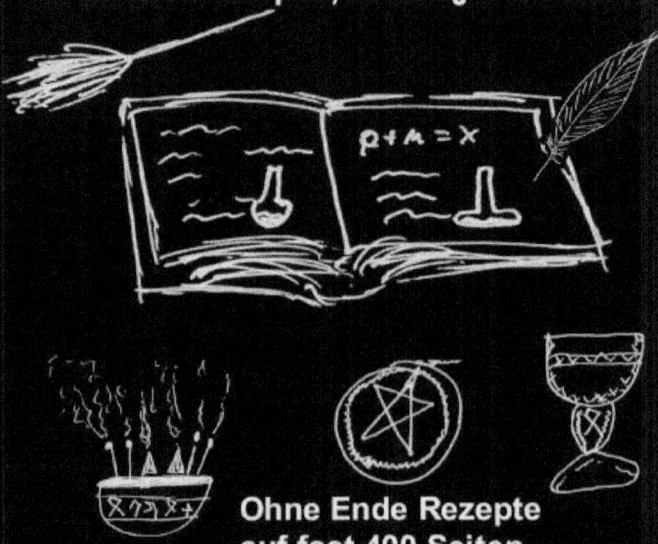

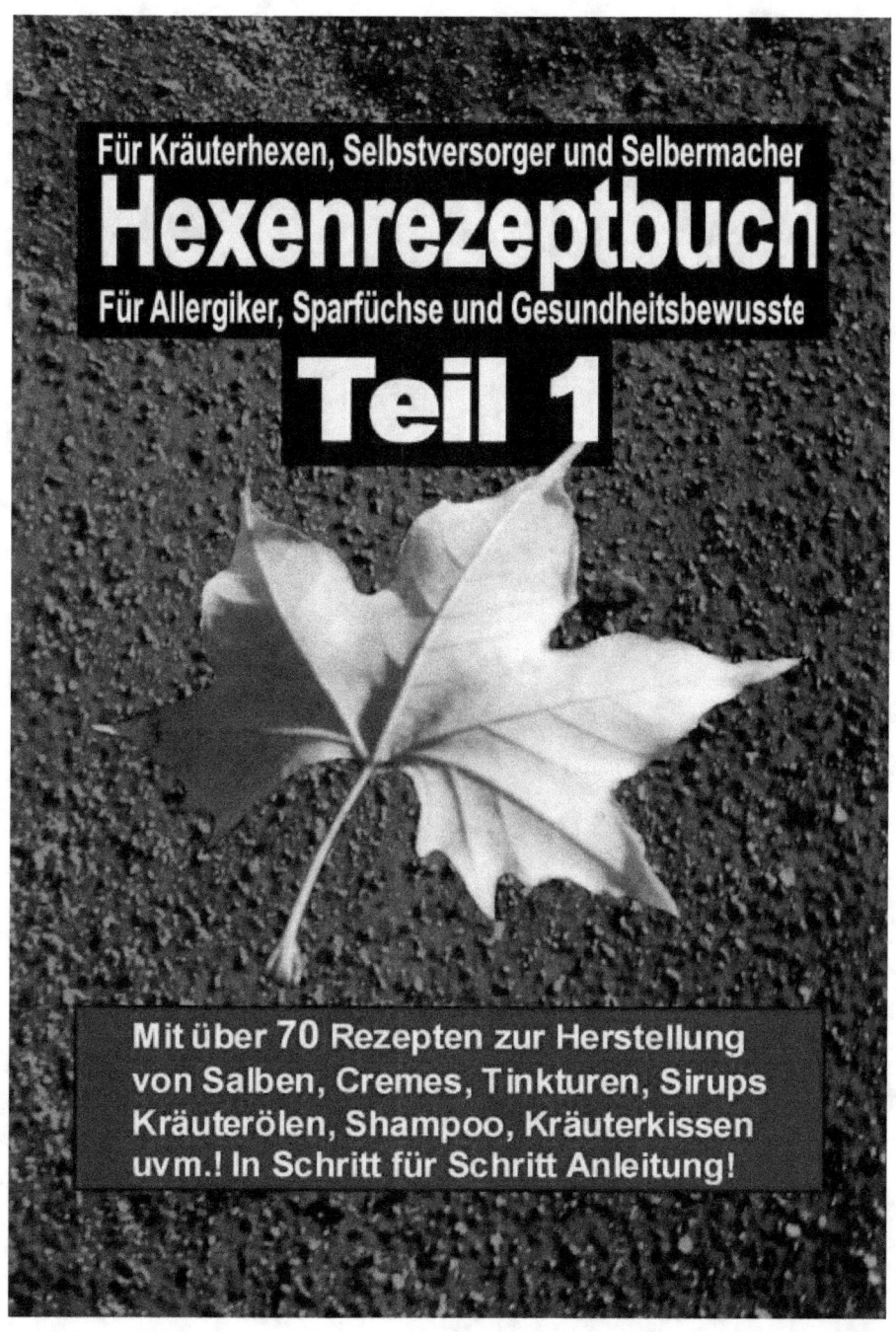

Für Kräuterhexen, Selbstversorger und Selbermacher

Hexenrezeptbuch

Für Allergiker, Sparfüchse und Gesundheitsbewusste

Teil 1

Mit über 70 Rezepten zur Herstellung
von Salben, Cremes, Tinkturen, Sirups
Kräuterölen, Shampoo, Kräuterkissen
uvm.! In Schritt für Schritt Anleitung!

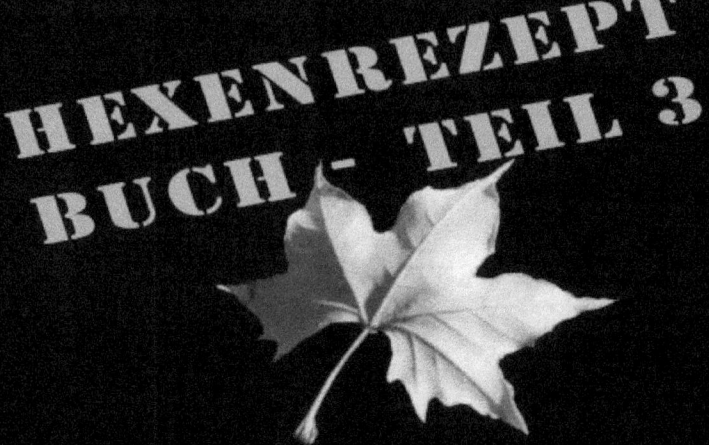

Für Kräuterhexen, Selbstversorger und Selbermacher

Hexen-Salben, Öle & Tinkturen

Für Allergiker, Sparfüchse und Gesundheitsbewusste

HEXENREZEPT BUCH - TEIL 3

... und noch einmal mehr als 60 neue Rezepte zur Herstellung von Salben, Ölen, Cremés, Tinkturen uvm...
in Schritt für Schritt Anleitung

Für Kräuterhexen, Selbstversorger und Selbermacher

die hexenschule

Für Allergiker, Sparfüchse und Gesundheitsbewusste
des alten Weges

Hexenhandbuch Teil 4

Inklusive
Räucherfibel, Räuchertabelle
Magische Hexentinten und
Naturfarben herstellen, Rezepte für neue
Kräutertinkturen, Traumdeutung, Orakel,
alles rund um Rituale und die Herstellung
von Ritualwerkzeugen uvm...

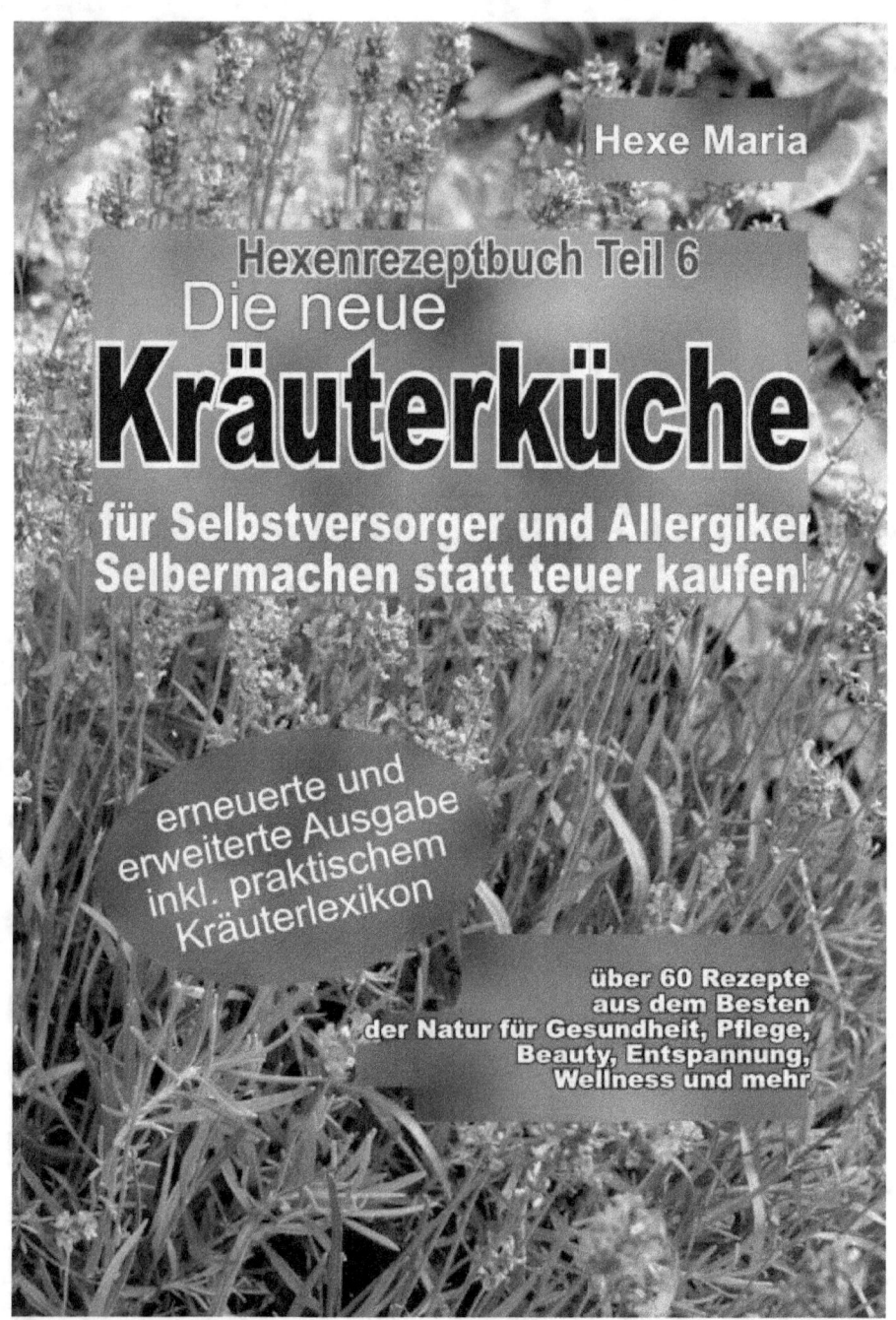

Hexe Maria

Hexenrezeptbuch Teil 6

Die neue

Kräuterküche

für Selbstversorger und Allergiker
Selbermachen statt teuer kaufen!

erneuerte und
erweiterte Ausgabe
inkl. praktischem
Kräuterlexikon

über 60 Rezepte
aus dem Besten
der Natur für Gesundheit, Pflege,
Beauty, Entspannung,
Wellness und mehr

NEU!!! Buch/Ebook mit Hörbuch zum kleinen Preis!
Jetzt bei Amazon.de

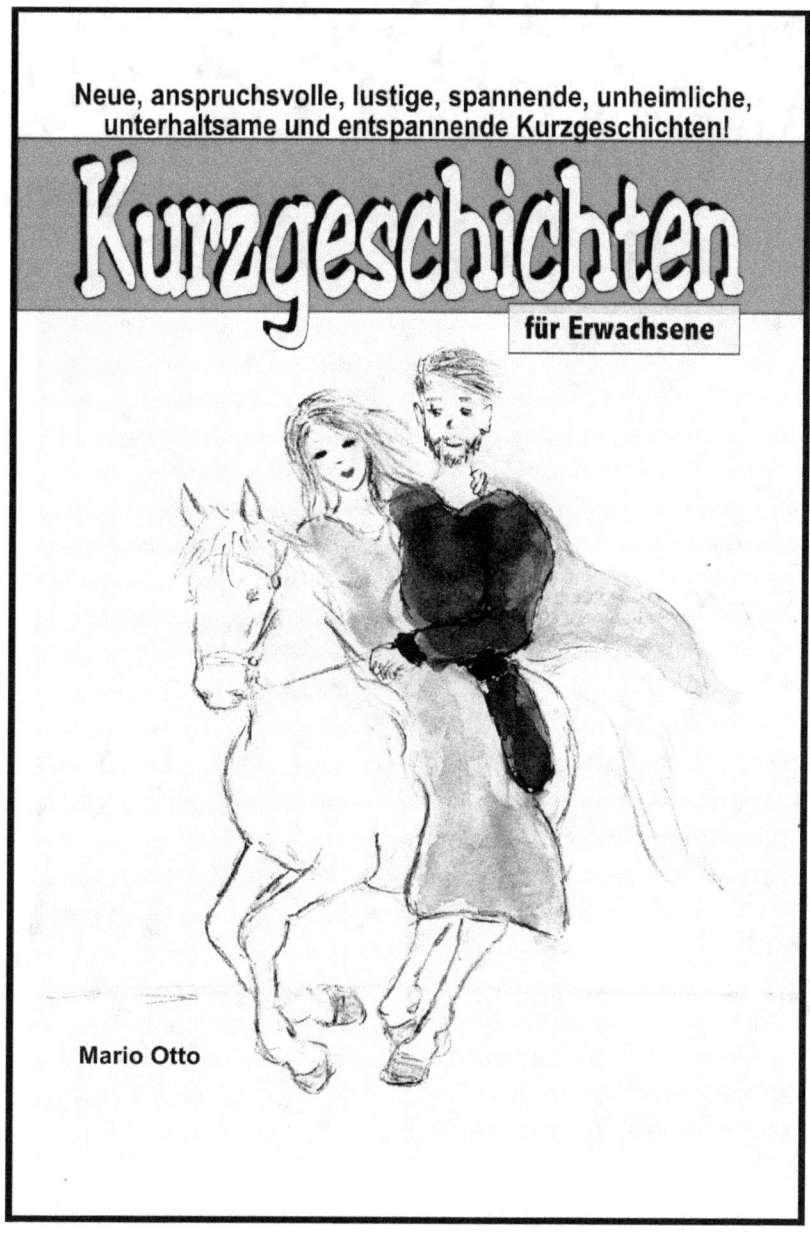

Lustige, spannende, gruselige, unheimliche, fröhliche
und entspannende Kurzgeschichten und Märchen!

Kurzgeschichten

für Kinder und Erwachsene!

16 neue Kurzgeschichten

Nr. 2

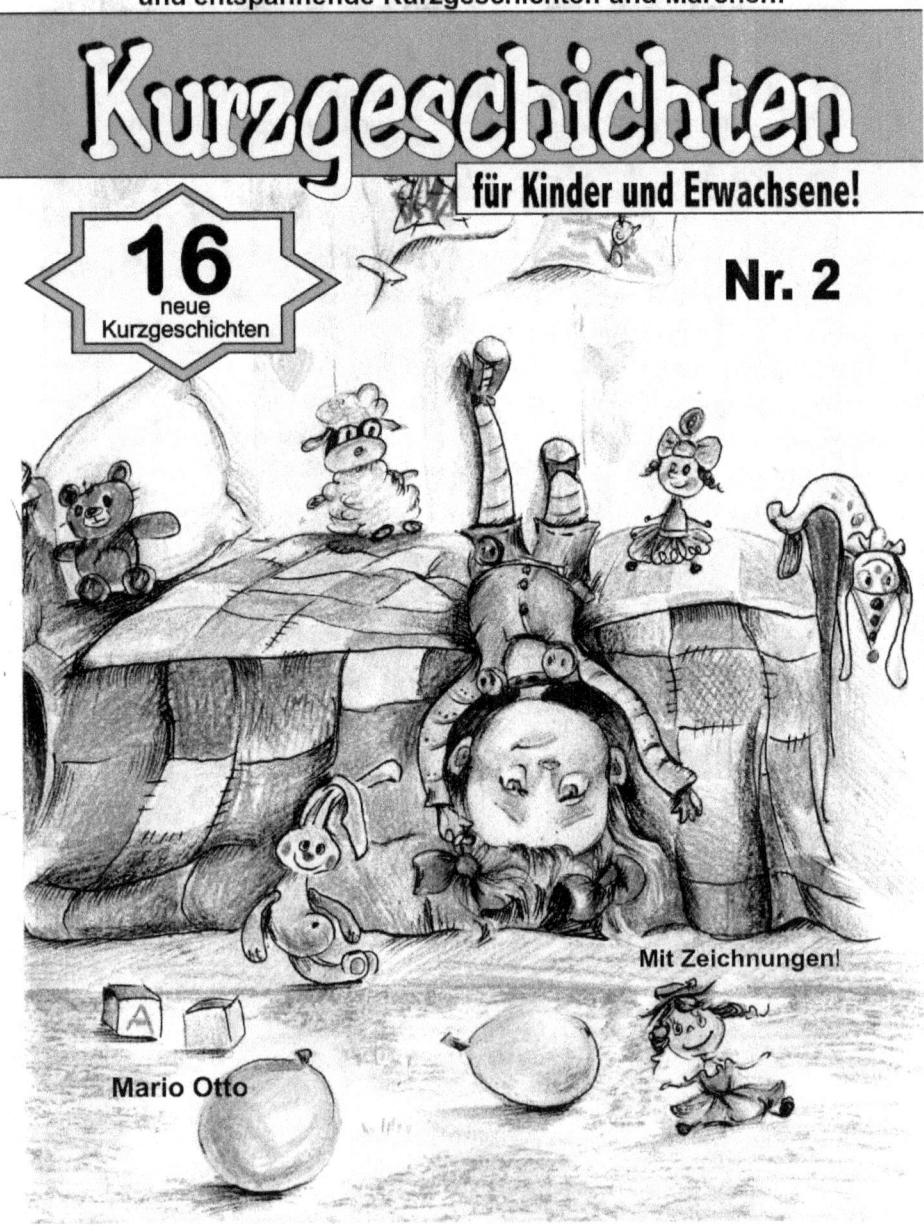

Mit Zeichnungen!

Mario Otto

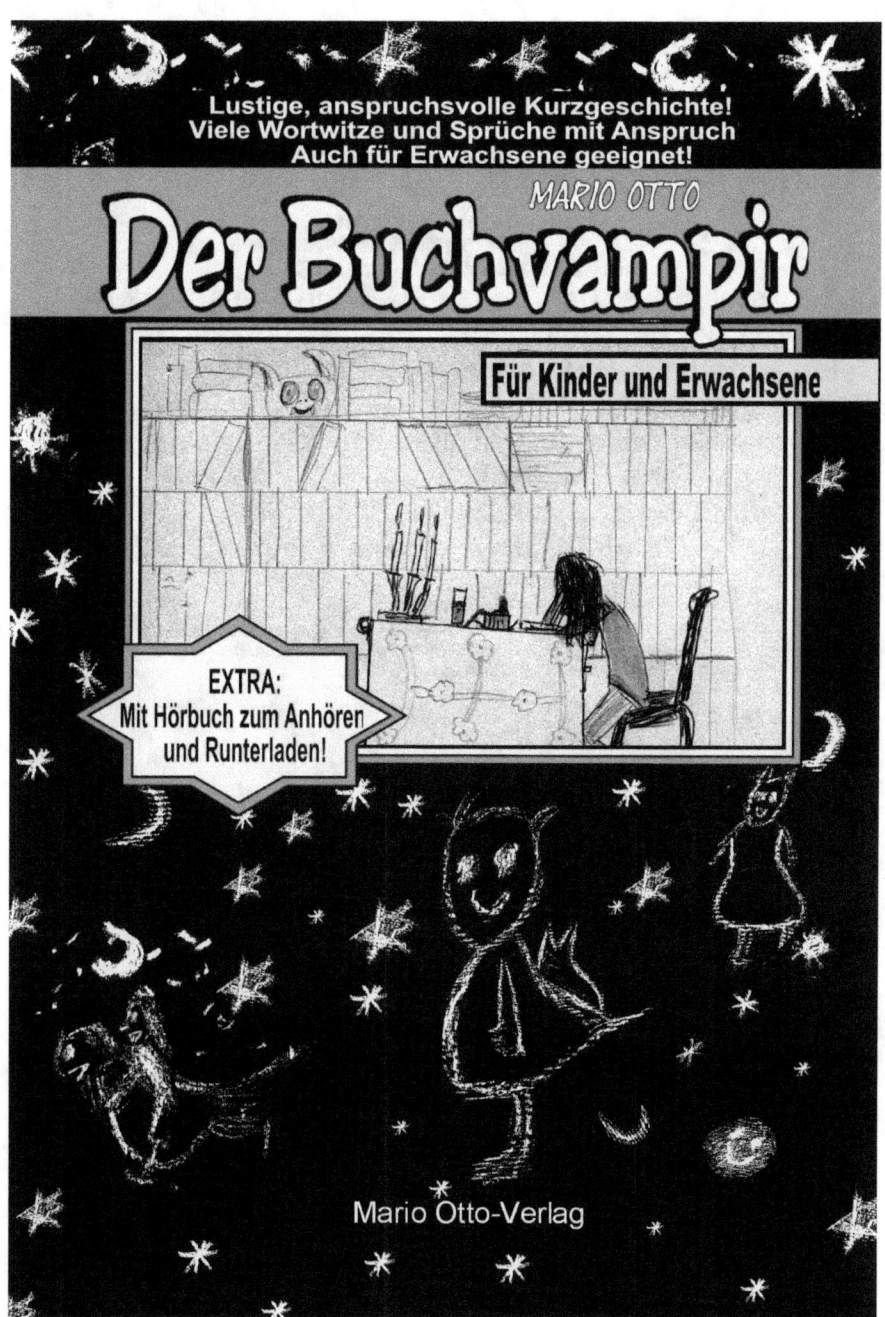

NEU!!! Das neue Album ist endlich da!
Der Autor macht auch tolle, lustige, handgemachte,
anspruchsvolle, fröhliche Lieder!
Sein neues Album "Mäuselieder" gibt es aktuell für etwa
4,99 Euro bei eBay.de und bei Amazon!
Geh einfach auf
www.mäuselieder.de
und landest bei Amazon bei den Mäuseliedern.
Oder gib bei Amazon.de einfach *Mäuselieder* ein!
Keine künstliche Studiomusik und keine dümmliche,
lieblose Krachmusik! Sondern Lieder von einem
Liedermacher mit einem großen Kinderherzen das nie
erwachsen werden will! :-)
Lieder zum Lachen, Tanzen und Träumen!
Auch für Erwachsene geeignet!

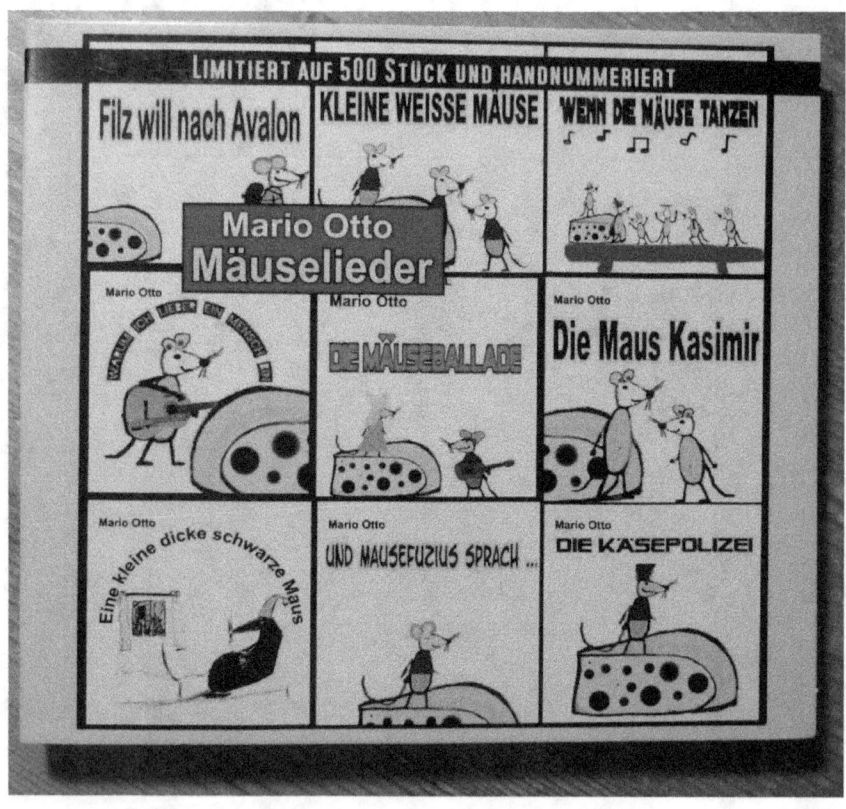

Mario Otto Bücher, Ebooks, Hörbücher und handgemachte Musik, gibt es bei allen bekannten Händlern und **Amazon.de**
Suchen Sie nach Mario Otto
oder gucken Sie auf **www.mario-otto.de**
Der Autor nimmt sich für gute, lohnende Gespräche gerne Zeit und liebt besonders Leserbriefe!
Ebenso willkommen sind talentierte
Hobby-Zeichnerinnen, welche bei meinen nächsten Büchern und Projekten dabei sein wollen!

Impressum:

Autor, Verlag und Herausgeber:

Mario Otto / Mario Otto-Verlag
Friedenstr.14
40219 Düsseldorf
mail@mario-otto.de

Für Werbeplatzanfragen von Firmen, Blogs, Homepages, Projekten & Co für kleines Geld!
Einfach anfragen!
mail@mario-otto.de
0157-55148782

Der Autor empfiehlt besonders folgende Seiten:
www.mario-otto.de
www.mäuselieder.de
(Führt direkt zu Amazon - zu meiner Mäuselieder-CD)

www.hexe-maria.de
(Führt zu meinen Büchern bei Amazon!)

www.ingramcontent.com/pod-product-compliance
Lightning Source LLC
Chambersburg PA
CBHW071222280526
45787CB00002B/765

* 9 781534 639539 *